死ぬまで歩ける！

7秒筋肉体操

寝たきり、認知症を撃退するピンク筋トレーニング

久野譜也
筑波大学大学院教授

世界文化社

prologue

プロローグ

寝たきりや認知症がイヤなら
7秒筋肉体操で死ぬまで歩ける体を作る！

運動をすれば若返る。
エビデンスで実証されています！

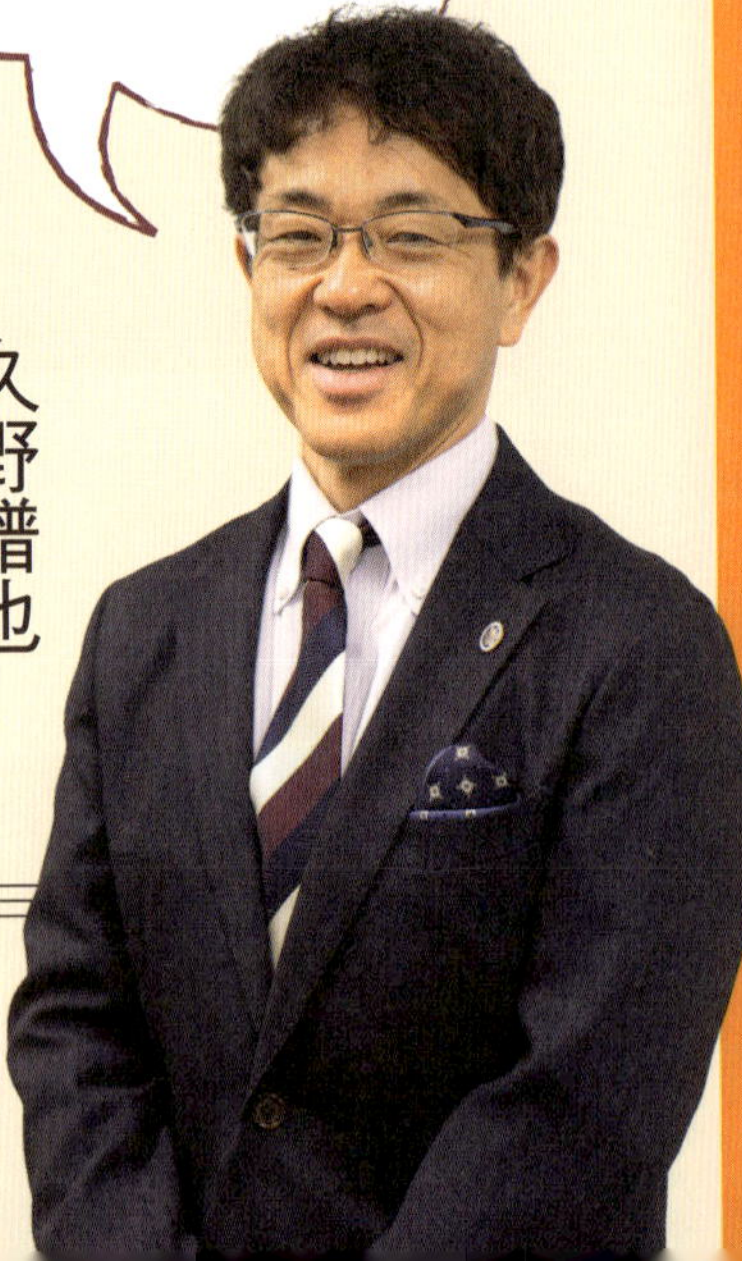

久野譜也
（筑波大学大学院教授）

厚生労働省の最新の調査によれば、日本人の平均寿命は**男性が81・09歳**、**女性が87・26歳**。これまでの記録を更新し、わが国は過去最高の長寿大国となりました。

さて、現役生活をリタイアしたら、長い老後をどんなふうに楽しみましょうか。旅行、趣味、家族との時間……いろいろなプランが浮かびます。

ところが、現実は厳しい。

病気などがなく、日常生活に制限のない期間（健康寿命）は、平均寿命よりもぐっと短く、**男性が72・14歳、女性が74・79歳**。介護が必要な人も増え、要介護の認定を受けた人は632万人にのぼります（厚生労働省・平成28年度「介護保険事業状況報告」より）。

歩けなくなった自分を想像してみてください。決して、他人事ではありません。

想像してください。自分の意思で行動できず、歩くのも、トイレもお風呂も、人の助けを借りなければままならない生活を。そして、そんな自分の介護に疲れた家族の姿を……。

高齢になると転びやすくなり、転倒による骨折が、要介護、ひいては寝たきりとなる原因のひとつであることは、みなさんよくご存じでしょう。

寝たきりを避けるための近道は、転ばない体を作ること。これに尽きます。

要介護や寝たきりとなる要因には、転倒・骨折以外にも認知症や脳卒中などがありますが、転ばない体は自分で作ることができます。

転ばない体とは、ズバリ、筋肉のついた体です。

筋肉が衰えると、脚を持ち上げられなくなり、小さな段差につまずいたりして転倒しやすくなります。また、転んだときに、骨や関節を守ってケガを防ぐのも筋肉の役目です。

脚の筋肉は、何も対策をしないでいると30歳代で減少がはじまり、40歳代から1年に1％の割合で減っていきます。

「1年に1％なら、大したことない」と思いますか？　――とんでもない！　じわじわと長年にわたり減り続け、その結果、**70歳代の筋肉量は20歳代とくらべ、3割以上減少してしまう**のです。

たとえば、日常生活のなかで次のように感じることはないでしょうか。

- **体を動かすのがおっくうだ**
- **以前にくらべて疲れやすくなった**
- **背中が丸まり、猫背になってきた**
- **太りやすくなって体型が崩れてきた**

☑ 片脚立ちで靴下を履けない
☑ イスから立ち上がるときに手を使わないと立てない
☑ 青信号の間に横断歩道を渡り切れないときがある
☑ 何もないところでつまずく
☑ 電車やバスで立っているとよろけやすい
☑ 駅の階段をのぼると息切れする
☑ 下り階段が怖い
☑ 階段では手すりにつかまらないと不安
☑ 料理のときなど、立ち続けるのがつらい
☑ 太ももやふくらはぎの肉が落ちて細くなった
☑ 歩幅が狭くなった

以上のチェック項目は、筋肉量の減少が少なからず影響しているサイン、いわば**寝たきりリスクの警告アラーム**です。もし、ひとつでもあてはまったら要注意。すでに、「要介護」経由で終点「寝たきり」に向かう「寝たきり本線」のレールを進んでいる恐れがあります。

筋肉の衰えこそが、健康寿命を縮める最大のリスクであることを肝に銘じてください。

では、筋肉を衰えさせないためには何をすればいいか?

その答えが「筋トレ」、筋肉を強化する体操です。

元気に長生きするために食事に気をつかう人はとても多いのですが、それだけでは健康長寿は叶いません。

もちろん、栄養の偏らないバランスのよい食事も重要です。

しかし、それだけではダメだということをエビデンス(科学的な根拠)が物語っています。

わが国の寝たきり期間は、平均して男性で8~9年、女性が12~13年というデータがありますが、厚生労働省の調査によると、**食事と運動の「どちらか」にしか気をつけていない人は、寝たきり期間がこの平均を上回る**ことがわかっているのです。

食事と運動、いつまでも元気に長生きするには、両方の要素が不可欠です。

しかし、現実には、運動を軽視している人が多いようです。また、「運動はウォーキングだけをしていれば十分」という、いわば〝ウォーキング神話〟も根強いと感じます。

詳しくは本文で解説しますが、ウォーキングと筋トレでは、健康上の得られる効果がまったく違います。

要介護や寝たきりの原因となる、**加齢に伴う筋肉量や筋力の低下（＝サルコペニア）を予防できるのは、何をさておいても、筋トレだけ**なのです。

寝たきり予防だけじゃない。筋肉を動かせば、見た目も心も若返り、認知症まで遠ざけます！

筋トレの効果は、寝たきり予防だけではありません。

筋肉量が増えれば基礎代謝が上がり、脂肪が燃焼しやすくなって、**肥満やメタボが改善されます**。さらに、ハリのある適度な肉付きになりますから、**見た目がぐっと若返ります**。体力もアップし、**疲れにくいタフな体になります**。

結果として**免疫力も上がり、さまざまな病気や不調を遠ざける**ことができるでしょう。

近年は、認知症予防効果との関連を調べる研究も世界各国で進められています。

筋トレによって筋肉量が増えると、筋肉組織から分泌される「イリシン」という物質が、脳によい作用をもたらすことが、すでに明らかになっています。

脳細胞の働きが活性化し、記憶を司る「海馬《かいば》」という部位の働きを高めて、**記憶力をアップさせる**という報告もありますし、**うつ病やアルツハイマー型認知症を防ぐ可能性がある**とする研究報告もあります。まだ研究途上の段階で、確実に「筋トレは認知症予防にも効果あり」と断言することはできませんが、私自身は、そう言ってしまってもよいと考えています。

筋肉体操は1回7秒、たった3種目。しかも、週3~4日でOK!

とはいえ、運動習慣のないシニアにとって「筋トレ」は少々ハードルが高いかもしれません。でも、ご安心ください。この7秒筋肉体操は、まごうことなき「筋トレ」でありながら、わずか1回7秒という短時間、シンプルな動作で、だれでもラクに実践できる内容になっています。

運動初心者なら
超かんたんなこの3つだけ！

イスを使った
スクワット

ゆるスク

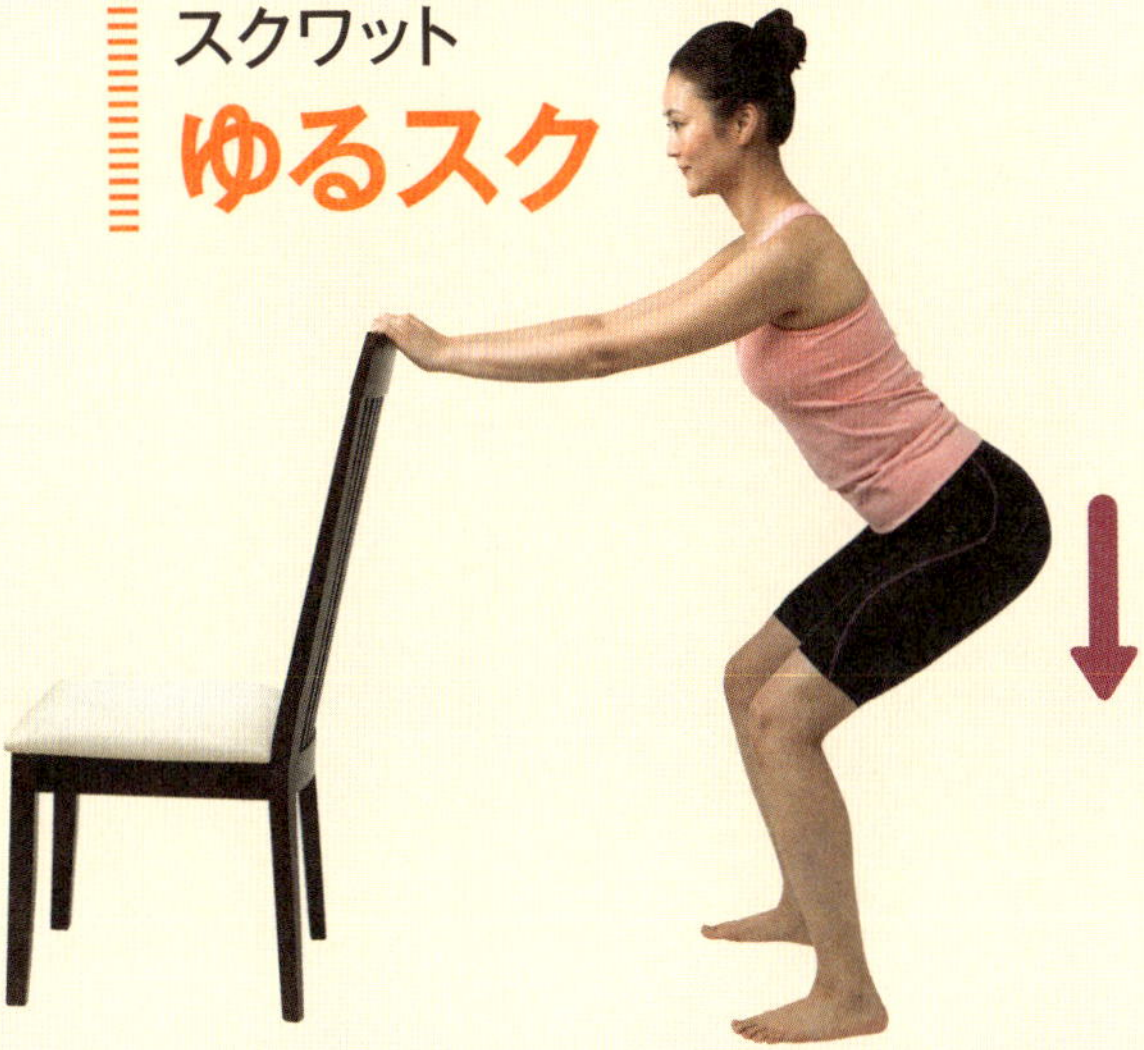

太ももを
床と平行に
なるまで上げる

ももアゲ

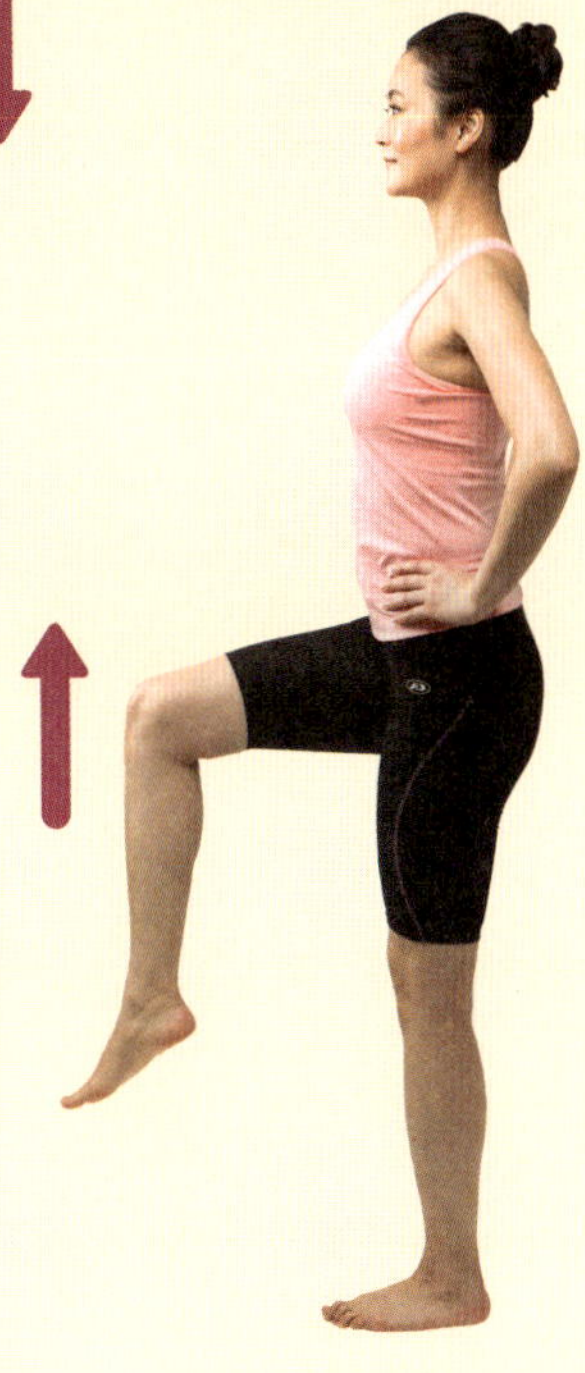

イスに座ったまま
片脚を伸ばす

ひざのばし

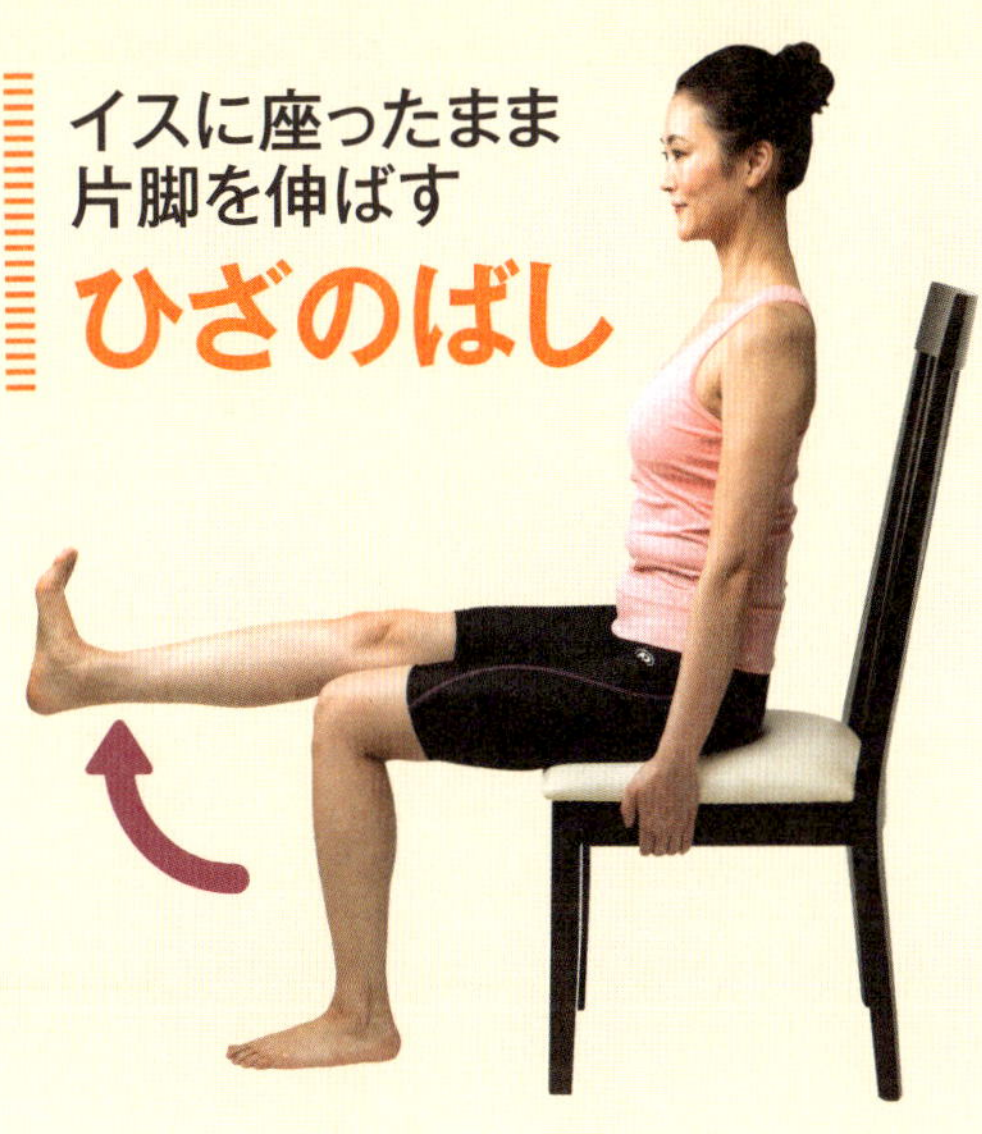

もしかしたら、「こんなにかんたんな体操で、本当に効果があるの？」と、疑問に思う方もいらっしゃるかもしれません。

７秒筋肉体操は、これまで体を動かすことをほとんどしてこなかった人や、運動が嫌いな人、苦手意識がある人のために、**健康効果が得られる必要最小限のライン**に設定した内容にしています。

７秒筋肉体操がかんたんなのは、ずっと続けてほしいから。運動は、継続しないと意味がありません。

なぜ、必要最小限、ギリギリの負荷にしたのか？

それは、みなさんにずっと続けてほしいからです。

運動は、長く続けなければ意味がありません。筋トレもそうです。筋肉量を維持したり増やしたりするのをはじめ、前述のような**さまざまな健康効果も、「継続すること」**なしに**手に入れることはできません。**

もしかしたら、「この歳では何をやってもムダ」と、さじを投げているシニアもいらっしゃるかもしれません。しかし、それは大きな間違いです。

たとえ80歳代でも90歳代でも、年齢に関係なく、筋トレをすれば筋肉は必ず増えます。

これも、エビデンスによって実証されている事実です。

「運動は裏切らない」。これが私の信念です。私がかつて運動指導をした、杖なしでは歩けなかった97歳のおばあちゃんが、筋肉体操を3カ月続けたのちに、イキイキとした笑顔で小走りするまでに復活したエピソード。あの劇的な変化は、忘れることができません。

これは、自分次第で〝人生を巻き戻す〟ことさえも可能ということにほかなりません。

寝たきり介護生活になるか、
イキイキと自分らしい老後を過ごすか。
あなた次第なのです。

目次

1章　7秒筋肉体操のすごい効果を実証！

2章 実践！ 7秒筋肉体操

3章 効果倍増！ プラスα筋肉体操

4章 歩く速度を変えれば若返る！

5章 100歳人生を生き切るコツ

本書の使い方

①まずは、18 ～ 21ページの筋力テストを行い、自分の筋力レベルを判定します。

②判定結果に合わせて、**筋肉体操 基本編**（48ページ～）または**筋肉体操 応用編**（56ページ～）を実践してください。

体操のやり方は
動画でもわかる！

このQRコードをスマートフォンで読み込むと、体操の正しいやり方を動画で見ることができます。

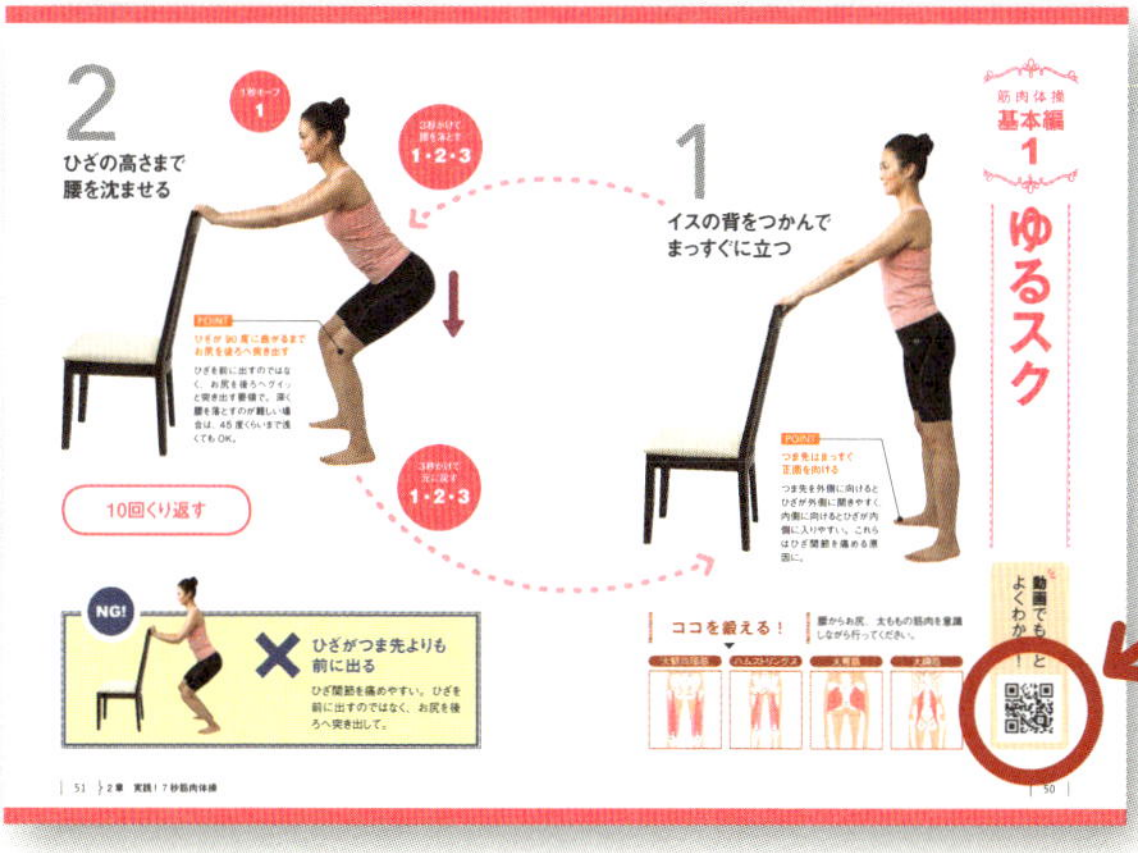
2
ひざの高さまで腰を沈ませる
1・2・3
10回くり返す
NG!
ひざがつま先よりも前に出る
1
イスの背をつかんでまっすぐに立つ
筋肉体操
基本編
1
ゆるスク
ココを鍛える！
動画でもよくわかる！

QRコードでの動画視聴サービスについて

※お手持ちのスマートフォンのQRコードリーダーから読み込んでください。

※動画閲覧にかかる通信料金につきましては、お客様ご負担となります。スマートフォン定額プランの加入など、ご契約内容をご確認のうえ、ご利用されることをおすすめいたします。

※スマートフォンやタブレットの機種によっては、閲覧できない場合がありますのでご了承ください。

筋肉体操をはじめる前に

できますか？かんたん筋力テスト

この本では、初級者向けの「筋肉体操 基本編」と、
中～上級者向けの「筋肉体操 応用編」をご紹介しています。
まずは、3つのテストで自分の筋力レベルをチェックしてみましょう！

テスト1 ペットボトルのふたを開けられますか？

やり方　ペットボトルを片手で持ち、もう片方の手でふたを開ける

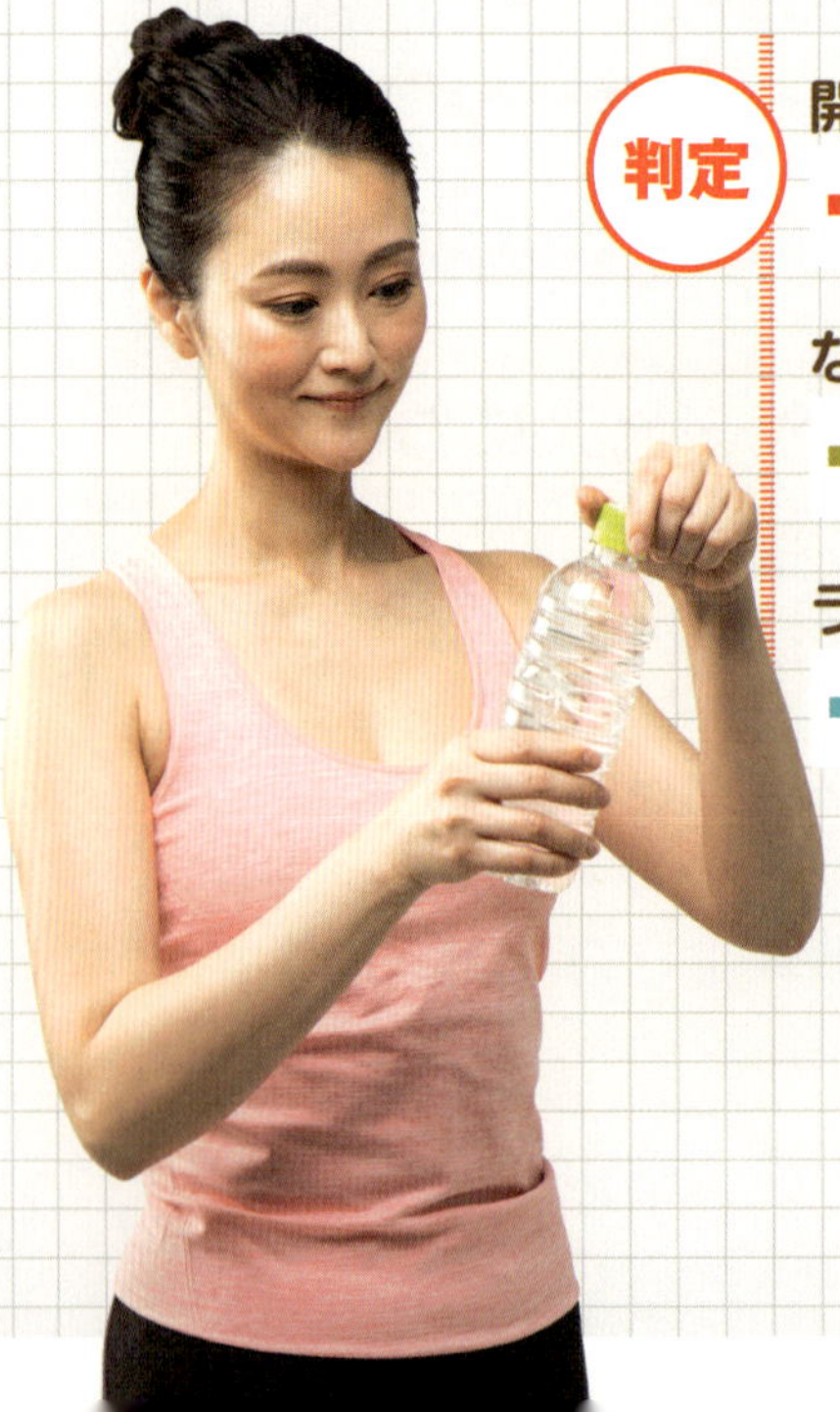

判定

開けられない
➡筋力レベル**赤信号**

なんとか開けられる
➡筋力レベル**黄信号**

ラクに開けられる
➡筋力レベル**青信号**

握力は、全身の筋力と相関関係があることがわかっています。ペットボトルのふたが開けられないあなたは、全身の筋力がかなり衰えている可能性が大です。

テスト 2 イスから片脚で立ち上がることができますか？

やり方

①イスに浅く座り、両腕を胸の前でクロスさせて、片脚を前に伸ばす

②前に伸ばしていないほうの片脚だけで立ち上がる

立ち上がるときは反動をつけずに！

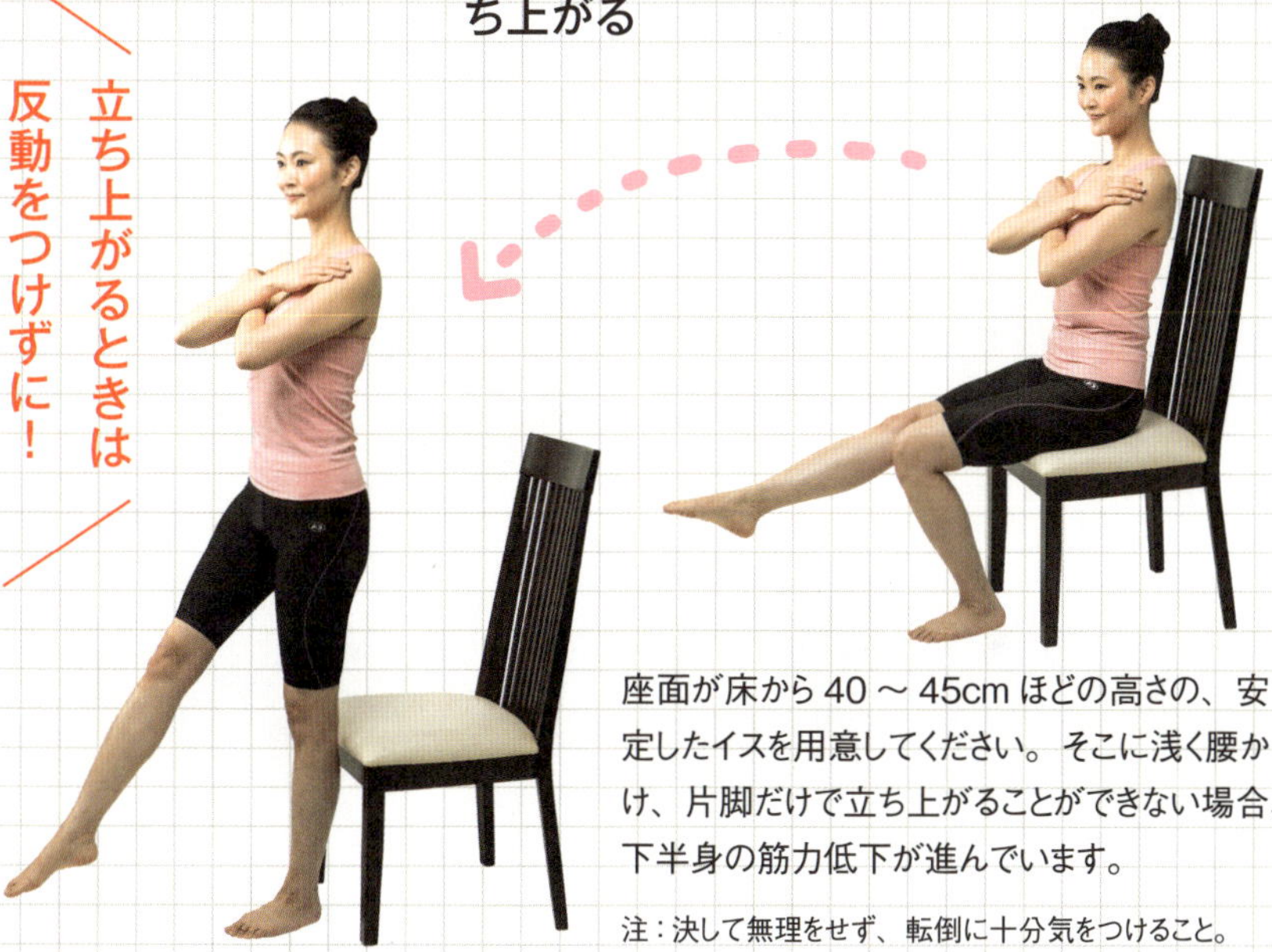

座面が床から40～45cmほどの高さの、安定したイスを用意してください。そこに浅く腰かけ、片脚だけで立ち上がることができない場合、下半身の筋力低下が進んでいます。

注：決して無理をせず、転倒に十分気をつけること。

判定

まったく立てない
➡筋力レベル**赤信号**

腰は少し上がるが完全には立ち上がれない
➡筋力レベル**黄信号**

立てる
➡筋力レベル**青信号**

テスト 3 あお向けの姿勢から上体を起こす。この動作を30秒間に何回できますか？

やり方

①両ひざを立て、あお向けの姿勢で横になる。腕は胸の前でクロスさせる

②①の状態から上半身を起こし、両ひじを両太ももにつける

③次に、また元の姿勢に戻り、30秒間で①～②を何回くり返せるかを数える

両ひじが両太ももについたら1回とカウント。反動をつけてもOK!

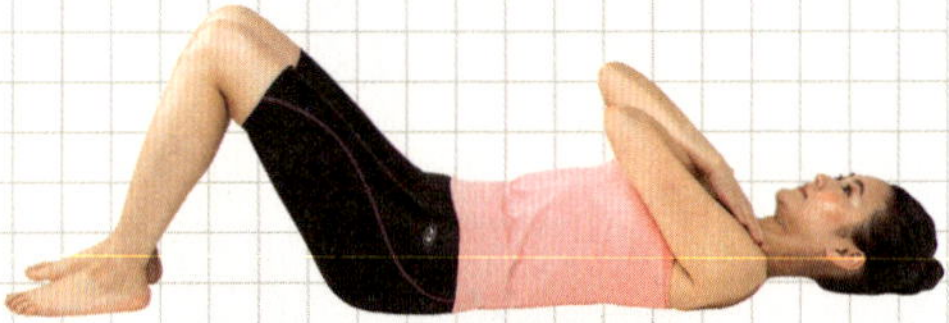

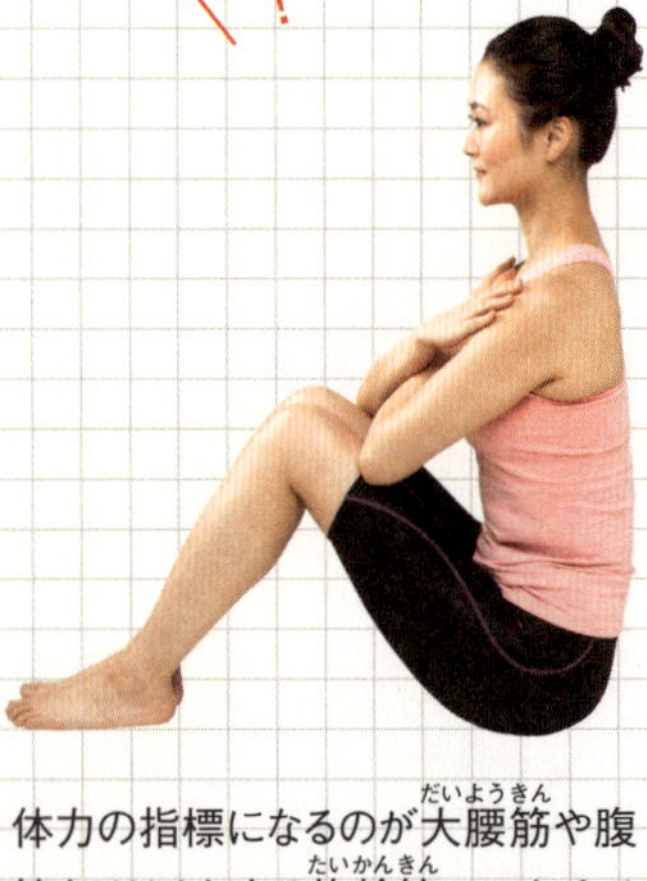

注：補助者に足を押さえてもらいながら行う。

体力の指標になるのが大腰筋《だいようきん》や腹筋をはじめとする体幹筋《たいかんきん》、いわゆるインナーマッスル。運動時のバランスをとる働きがあり、これらの筋肉が弱ると日常動作も不安定になります。

判定

1回もできない
➡筋力レベル**赤信号**

1～9回
➡筋力レベル**黄信号**

10回以上
➡筋力レベル**青信号**

筋力テストの結果はいかがでしたか？
判定レベルに合わせて
2章からの筋肉体操を実践しましょう！

筋力レベル
赤信号

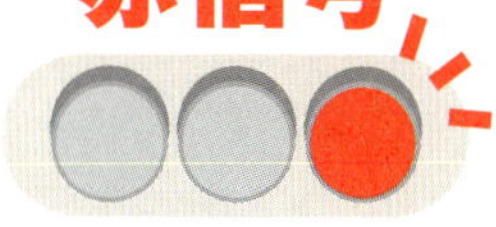

寝たきり・要介護のリスク大！
まずは**筋肉体操 基本編**を１日おきに
正しく実践することからはじめよう。

筋力レベル
黄信号

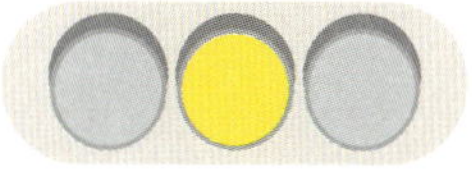

筋肉体操 基本編の負荷を上げたり
回数を増やしたりしながら
プラスα筋肉体操も組み合わせて！

筋力レベル
青信号

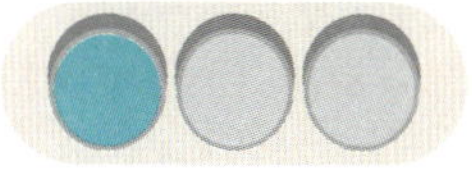

筋肉体操 応用編をマスターして
目指せ、さらなる筋力アップ！
プラスα筋肉体操も実践しよう。

たとえば、テスト１では「筋力レベル黄信号」、テスト２では「筋力レベル赤信号」など、レベルに違いが出た場合は、**判定結果の低いほうに合わせて**トレーニング種目を選んでください。

若い頃の栄光は過信禁物!

column

「筋肉が脂肪に変わる」は本当だった!?

若い頃に筋肉質の体が自慢だったスポーツマンが、引退してしばらく経ったら、でっぷりと中年太り。そんな変化は珍しいことではありません。

「筋肉が全部、脂肪になっちゃったよ」なんて、冗談のネタにもなりますが、実はこれ、あながち笑い話でもないのです。

なんと近年、「加齢によって消滅した筋肉細胞は脂肪細胞に変わる」という研究報告が出てきました。

その研究によれば、筋肉が衰えてくると、ある時点で筋細胞として生きていく遺伝子の働きがOFFになり、そのかわりに、脂肪細胞として生きていく遺伝子の働きがONになるのだとか。結果として、筋肉のあちこちに脂肪化した組織が入り込み、「霜降り肉」のような状態になっていくのです。

スポーツ経験者ほど、往年の実績を過信して「自分はまだまだ大丈夫」と考えがち。とくに、短距離走のように瞬発力を活かす種目の選手だったような人は、長年にわたって運動不足が続くと「霜降り化」のリスクが高くなることを頭に入れておきましょう。

1章

7秒筋肉体操のすごい効果を実証！

筋肉がついたら、不調が吹き飛んだ！
心も体も驚くほど若返った！
実際に7秒筋肉体操を体験したシニアたちの
劇的変化のエピソードや、喜びの声をご紹介。

若さと元気の秘訣は「筋肉」にあり！
7秒筋肉体操の体験者を直撃リポート

私は、20年ほど前から全国各地で**シニア世代に筋トレで健康になってもらうためのプロジェクト**に取り組んでいます。

プロジェクトでは、筑波大学における研究成果を基盤にしたイー・ウェルネス（e-wellness）というシステムを使い、この本で紹介する7秒筋肉体操とウォーキングを組み合わせた独自の運動メニューを提供しています。そして、プロジェクトに参加する前後で、シニアのみなさんの健康、体力、若さがどのように変わるかを見守っているのです。

参加者のみなさんには、7秒筋肉体操を中心とする運動メニューを、まずは3カ月～半年ほど継続してもらいます。そして、筋肉率・体脂肪率などの

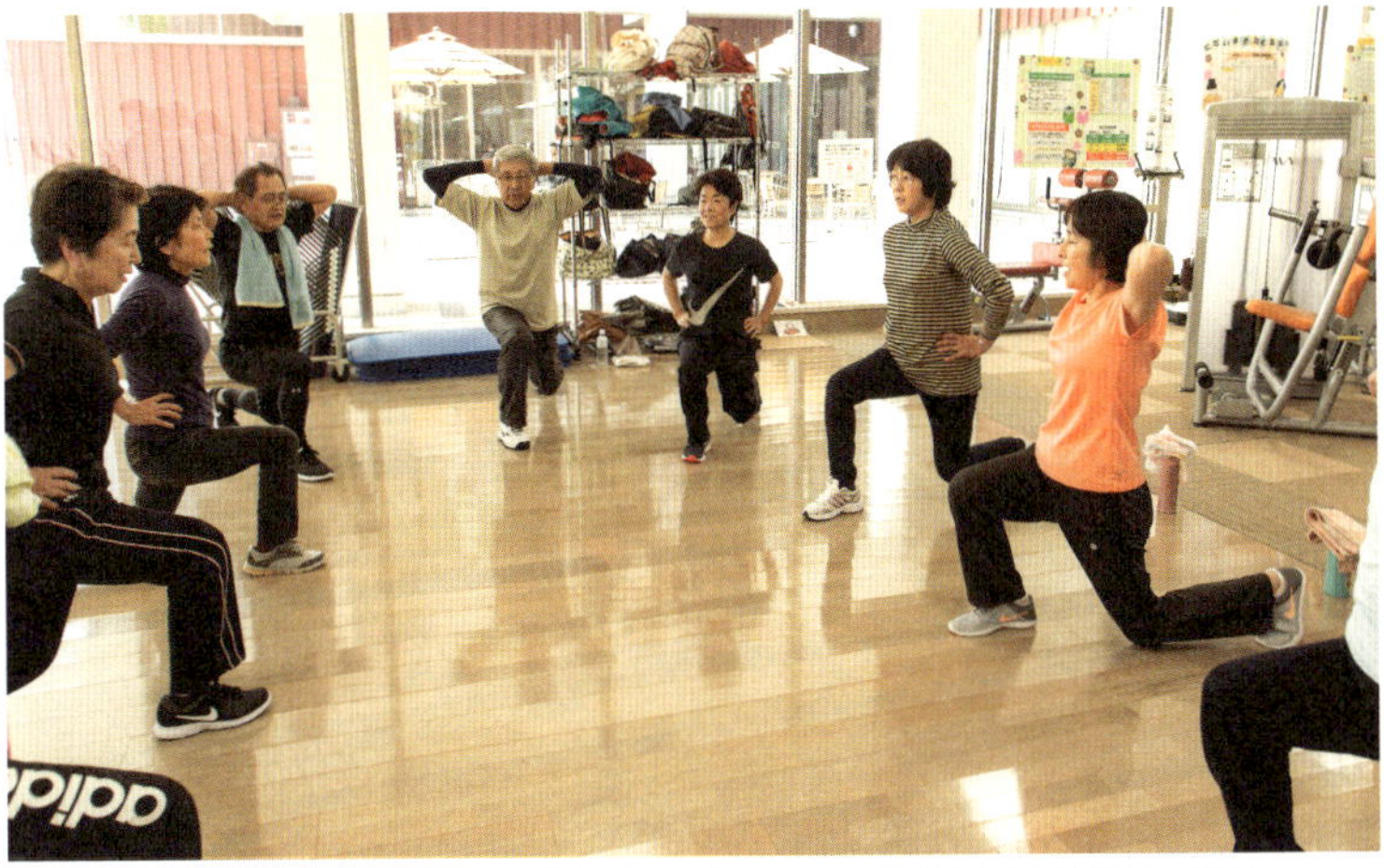

取手ウェルネスプラザでの健康運動教室。参加者は50歳代から90歳代まで幅広い

体組成データや体力テストの結果を評価すると、みなさん、体力年齢が軒並み向上します。**多くの方で体力年齢が10～15歳ほど改善し、なかには20歳以上も体力年齢が若返ったケースもありました。**このように、年齢とは関係なく、何歳になっても、筋肉と体力がつけば〝人生の巻き戻し〟が叶うのです。

7秒筋肉体操のハウツーに入る前に、まずは、そのすばらしい効果を目にしていただきましょう。私がプロジェクトで支援している施設のひとつ、茨城県取手市・取手ウェルネスプラザの健康運動教室の参加者5人にご登場いただき、生の体験談をリポートします！

81歳でこの若さ！
体が動くと
人生はもっと楽しい！

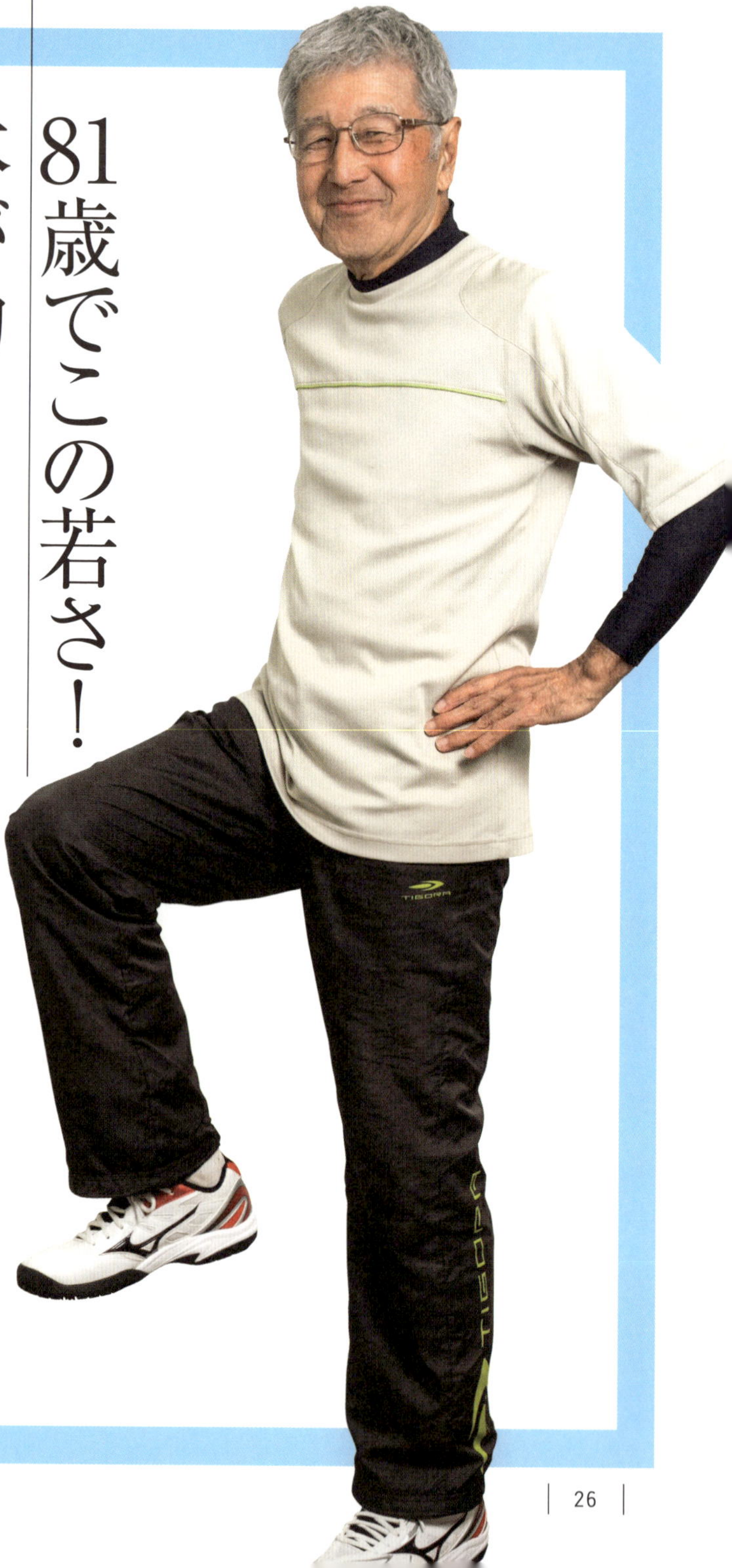

栗原良平さん

［81歳］

腰の脊柱管狭窄症《せきちゅうかんきょうさくしょう》も治って いまは医者通いゼロ！

何かに興味をもつことや、すぐに行動することは若さのバロメーター。栗原さんは78歳のとき、取手市の広報紙で健康運動教室の案内を見て応募しました。

体操をはじめる前は、脊柱管狭窄症と、ひざの痛みがあったのですが、いまはもう何ともありません。筋肉がついて持久力が増し、気持ちも前向きになりました。血圧などの検査数値を気にしたり、ヘルシーな食事を意識したりと、相乗効果ですべてが健康につながっています。

健康運動教室のほか、月1回ほど「歩こう会」にも参加するなど、仲間と過ごす時間が増えました。「みんなの姿を励みにして頑張りたい」と、ますます意気軒昂です。

久野教授から ひとこと

仲間との「歩こう会」では日本橋〜取手を踏破したという栗原さん。バイタリティがお見事です！頑張りすぎない範囲で楽しんでくださいね。

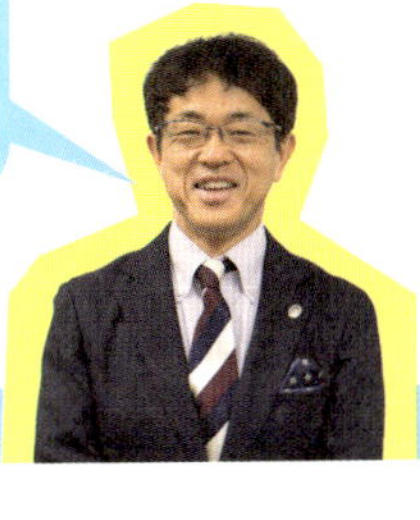

体力が戻って
保育士の仕事に復帰
孫の世話にも奮闘中！

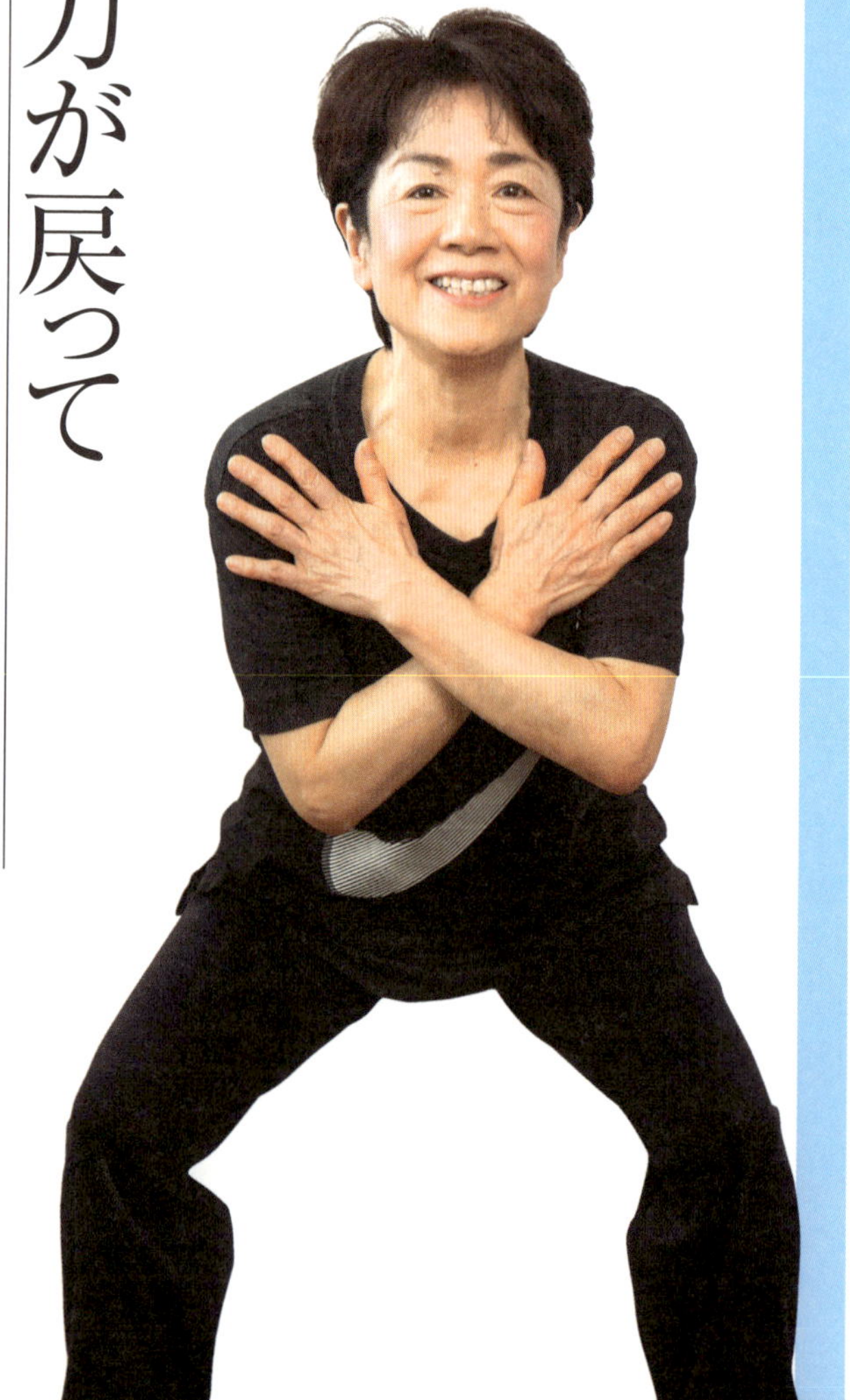

木村由里さん

［69歳］

母の介護が大変な時期も体を動かすことで前向きに

69歳と聞くとだれもが驚く木村さんの若々しさは、まさに筋肉体操のたまもの。健康運動教室でのびのびと体を動かす現在の姿からは意外ですが、教室に入った当初は、腹筋が一度もできませんでした。「まわりのみんなと同じようにやりたい！」――そんな思いから、あきらめずにチャレンジして、いまでは9回できるようになりました。

体力がアップし、数年前まで続けていた保育士の仕事に復帰しました。「100歳になる母の介護や、孫の世話もありますが、体力があるおかげで楽しい。忙しくも充実した毎日です。体操を続けて、死ぬまで自分の足で歩きたいですね」と、夢を語ります。

久野教授からひとこと

体力づくりは1人で頑張るよりも、仲間がいたほうがやる気が続きます。教室に友達がいるということも、すごくプラスになっているはず！

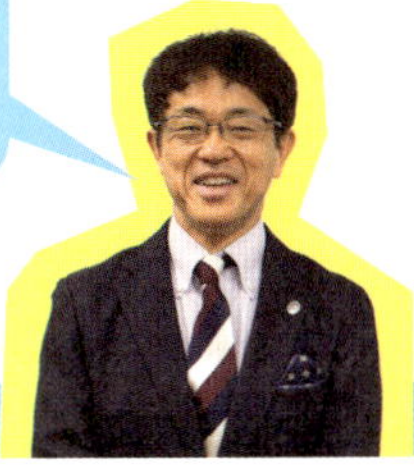

悩まされていた
体調不良がスッキリ
一日中歩いても疲れ知らず

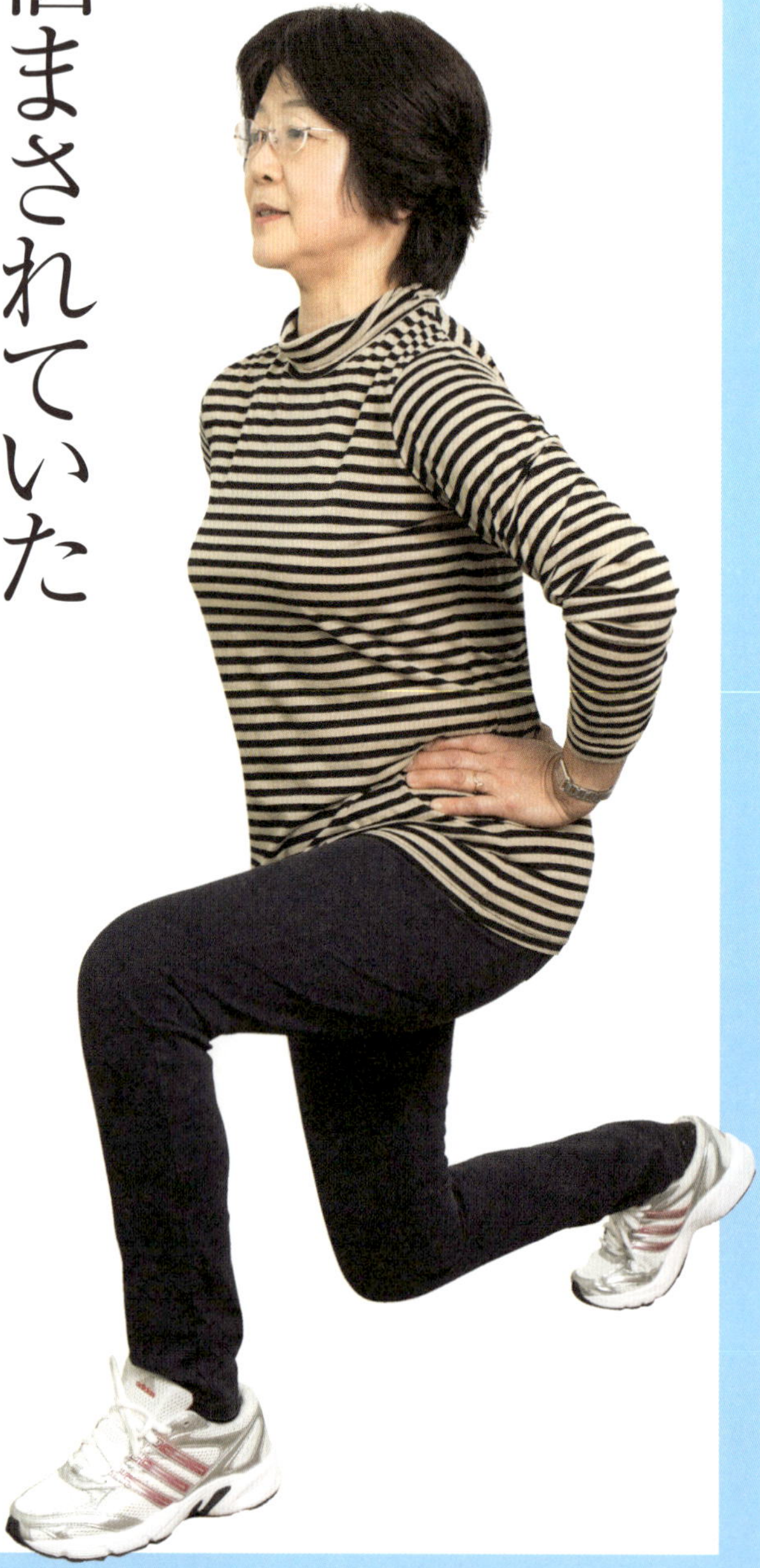

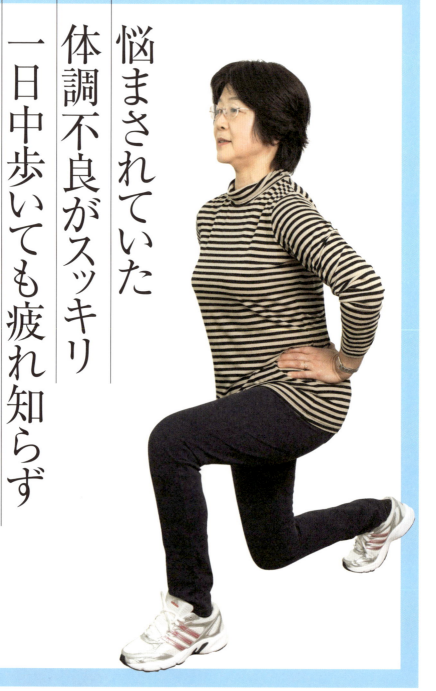

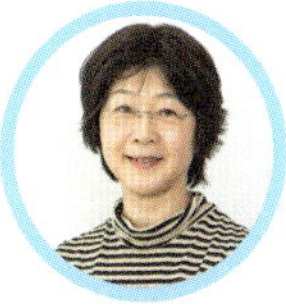

岩﨑敦子さん
［64歳］

薬を飲んでも効かなかった偏頭痛が治り、気持ちも前向きに

いつまでも健康であるために運動の習慣をつけて、できたら体重も減らしたい。そう思い立って健康運動教室に通いはじめた岩﨑さんに、しばらくすると思わぬ変化が。それまでは薬を飲んでも効かないことがある偏頭痛にしばしば悩まされていたのですが、それがなくなったのです。

日常生活でも体操を意識するようになりました。たとえば、毎日の歯みがきはいつも片脚立ちでしています。

健康運動教室に参加してから、歩数計を身につけるようになりました。以前は歩くことが苦手でしたが、歩数を確認するのが励みになり、いまでは友人と一日中街歩きをしても余裕を感じるほど、体力がついたと実感しています。

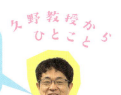

久野教授から ひとこと

偏頭痛は、自律神経が乱れて交感神経系が優位になりすぎたことが原因でしょう。適度な運動は自律神経を整え、副交感神経系を活性化させます。

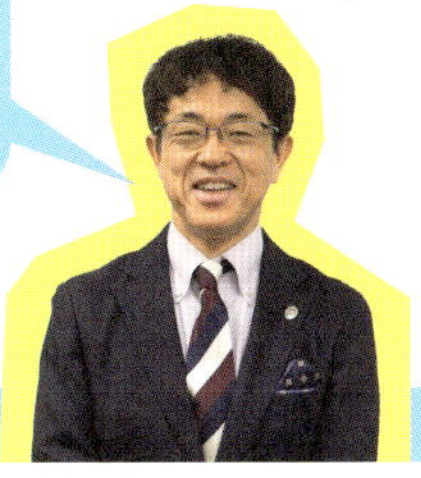

体力に自信がついて屋久島へ往復10時間の登山を踏破！

「体操をはじめてから、高かった血圧が自然に下がりました」と語る今井さん。以前は上の血圧が150㎜Hg以上あり、薬を飲んでいましたが、筋肉体操をはじめてからは正常値の範囲内になったといいます。薬もやめることができました。成果が出ると意識も変わります。日常生活で歩くことが大事だと考えるようになり、以前なら車を使っていたような場所にも、歩いて行くようになりました。

最近、楽しかったのは、家族で屋久島の縄文杉を見に行ったこと。現地で山登りにかかった時間は、なんと、往復10時間！「歩く習慣をつけなければ、実現できなかったですね」と、笑顔で思い出を振り返ります。

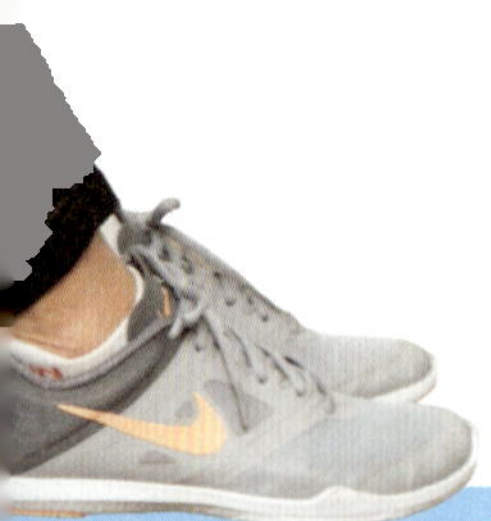

久野教授から ひとこと

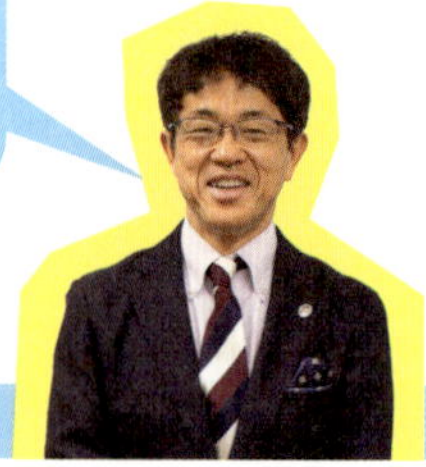

ウォーキングなどの有酸素運動で硬くなった動脈が軟らかくなり、血圧が下がります。運動の持続には体操で鍛えた筋肉も一役買っているはず！

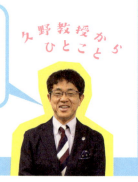

今井恭子さん
［58歳］

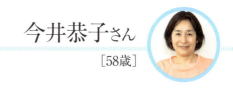

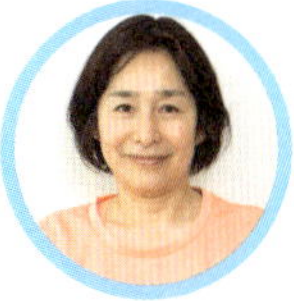

150mmHg以上あった
血圧が下がって
薬もやめられた！

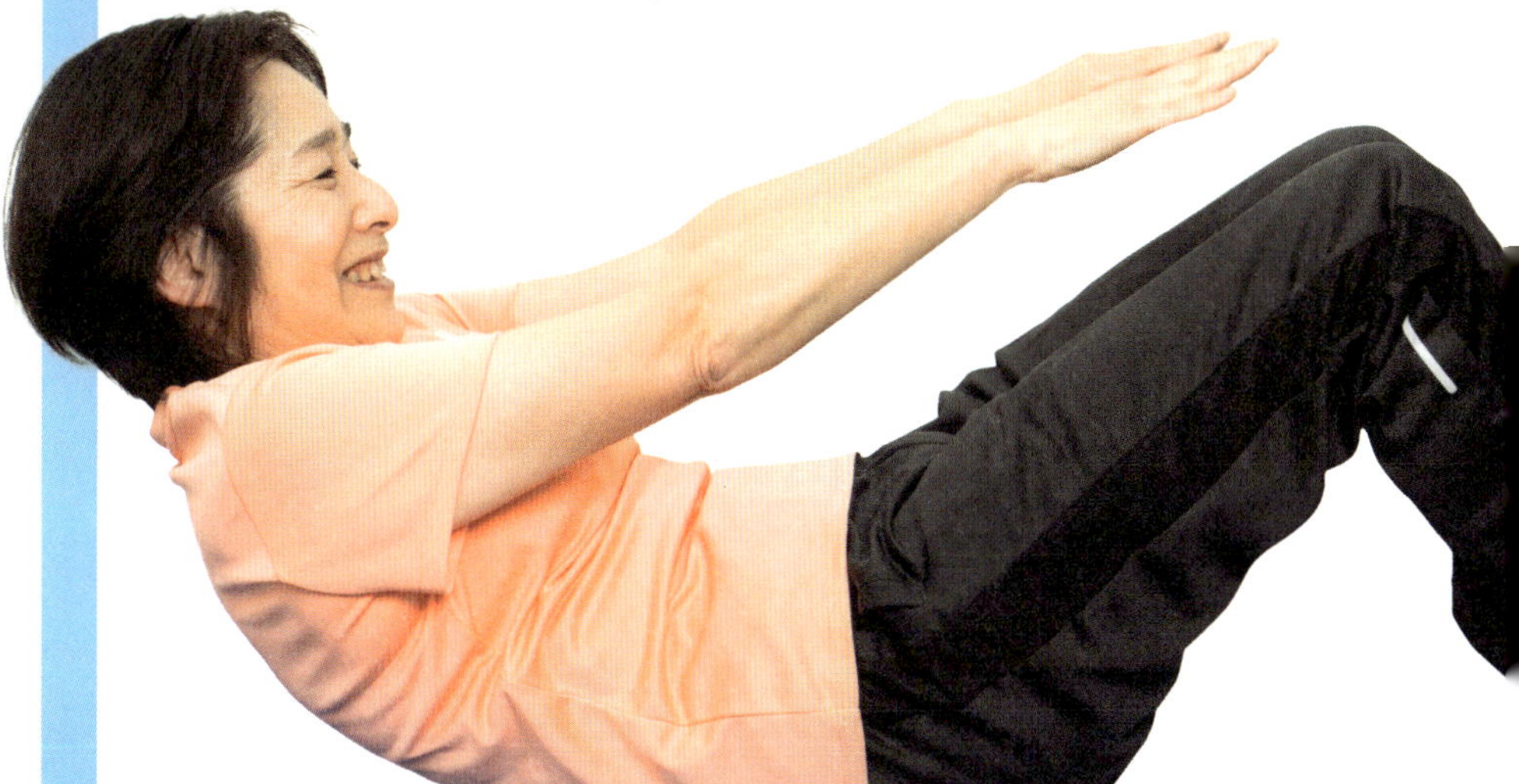

寺田秀一さん

［64歳］

体操で筋肉量が増えた結果、体も心も若々しく変化

60歳で定年退職後、自宅で設計の仕事をしているため、座りっぱなしでいることの多い寺田さん。血圧が高く、医師から減量をすすめられたこともあって、健康運動教室に通うようになりました。2年前のことです。

いちばんの変化は、筋肉がついたことです。体を動かすのが楽しくなり、若々しく過ごせるようになりました。

「いま64歳ですが、81歳の栗原さんにくらべたら、まだまだ小僧（笑）。これからも頑張って体操を続けたい」

寺田さんがこう話すのには、大きな理由があります。生まれたばかりのお孫さんが成人するまで元気でいて、将来、そのお孫さんの結婚式に出るという目標があるのです。

久野教授からひとこと

体重、体力、筋肉量など、体の変化を見逃さないことが健康の秘訣。定期的に記録して、自分の状態を〝見える化〟しておくといいですね！

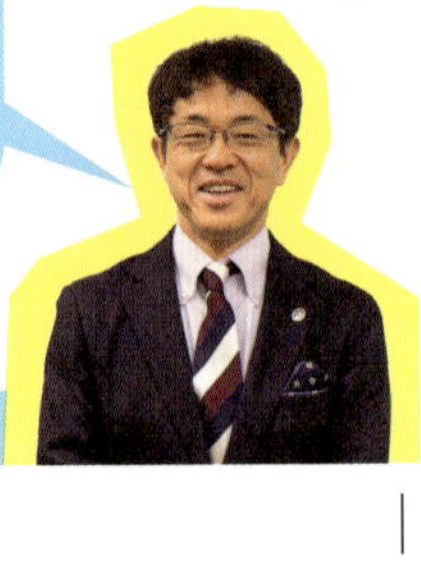

体操で筋肉がついて
若返りを実感！
気持ちも前向きに

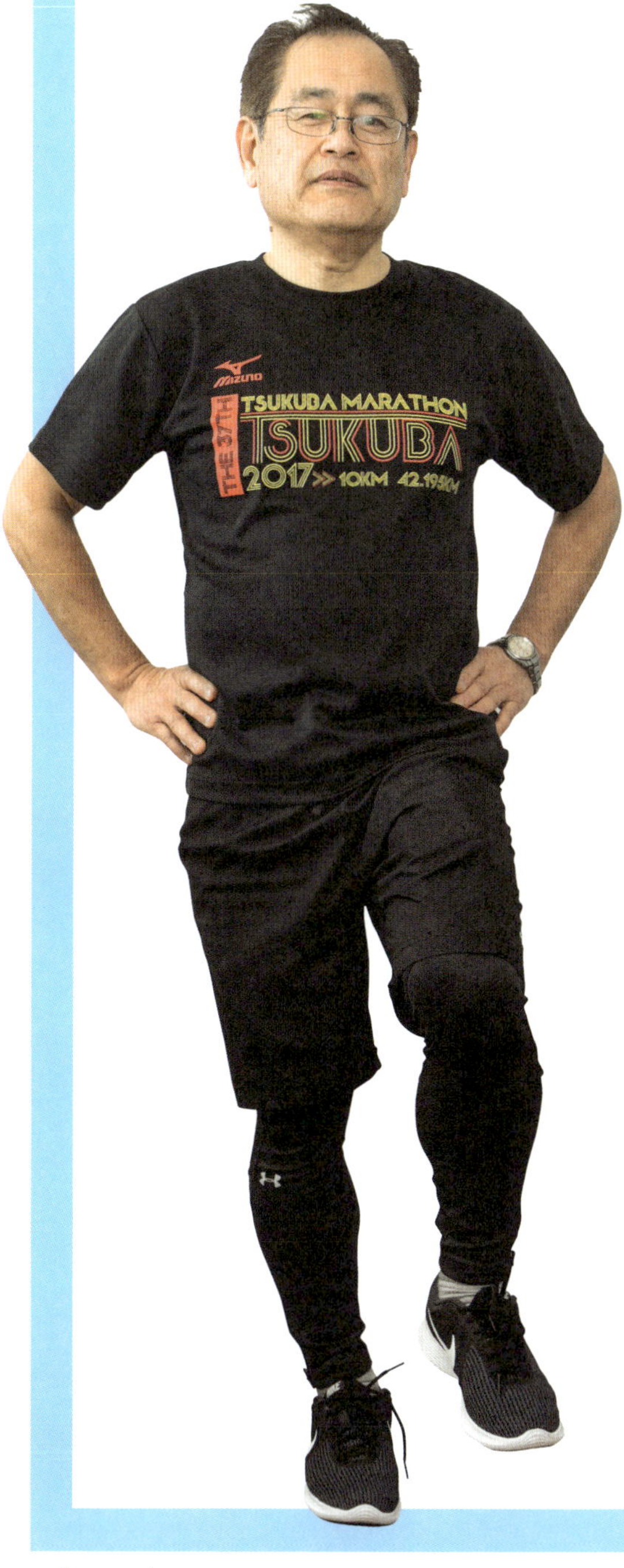

杖なしでは歩けないヨロヨロ97歳が笑顔で小走りできるようになった！

以前、私が筋肉体操を指導したシニアのひとりに、97歳の高齢女性がいらっしゃいました。**筋肉体操をはじめる前は、腰が曲がり、杖を使ってのヨロヨロ歩きしかできない状態**です。この年齢で、杖を使ってでも自力で歩けるのは立派なことですが、動きはおぼつかなく、顔の表情もどこかぼんやりとしていて、「認知症がはじまっているのかもしれない」とも感じました。

ところが、です。筋肉体操の基本編（→48ページ〜）を続けてもらううち、この女性はみるみる元気に。**3カ月後には、なんと、杖なしで小走りできるまでに体力が戻った**のです。表情も見違えるほど変化して、イキイキとした笑顔が浮かぶようになりました。

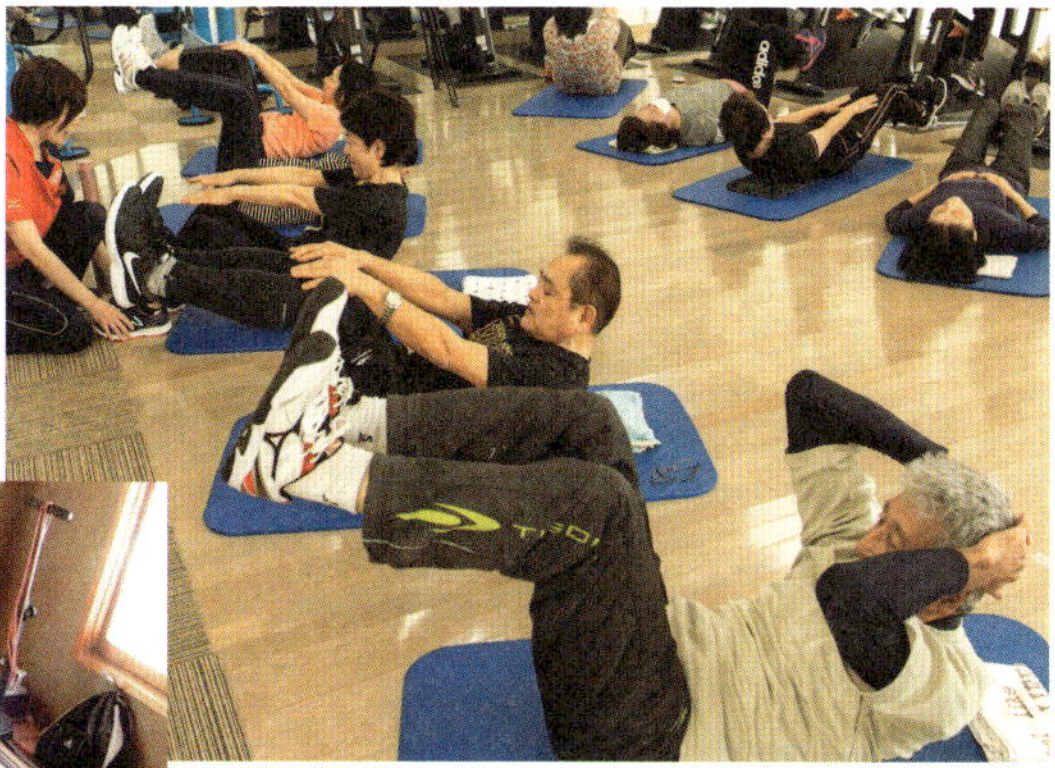

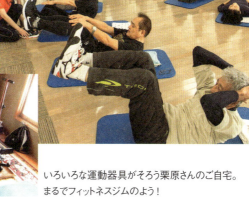

「健康運動教室に参加するようになってから心も若返った」と語る栗原良平さん（写真手前）

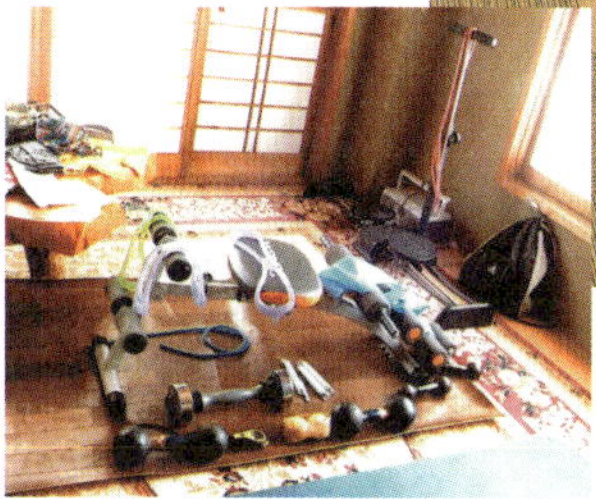

いろいろな運動器具がそろう栗原さんのご自宅。まるでフィットネスジムのよう！

このように、体を動かすことの効果は肉体面だけにとどまりません。ご登場いただいた5人の体験者も声をそろえていたように「気持ちが前向きになる」「心が若返る」といったメンタル面への効果も絶大です。

たとえば、81歳の栗原良平さんは、健康運動教室だけでは飽き足らず、運動器具を買いそろえて自宅でも筋トレを楽しんでいると笑顔で話してくれました。**体の変化が心にも波及して、さらなる若返りの糧となっています。**

人生100年時代を、最期までずっと元気に自分らしく過ごしたい。筋肉体操は、それを叶える、何よりも確実な「保険」なのです。

足腰の
痛みが消えて
体が
軽くなった

近所に行くにも
手放せなかった
杖が不要に！

体を
動かすことや
出歩くことが
楽しくなった

筋肉体操の体験者はのべ**10万人**以上

喜びの声が続々！

80代で大腿骨《だいたいこつ》骨折。
寝たきり寸前
の状態から
奇跡的に復活！

健康診断の
数値が
よくなった

実年齢は70代。
体力年齢が
50代になった！

久しぶりに
会った人に
「若返った！」と
言われた

さあ、次はあなたが奇跡を体験する番です！

2章

実践！ 7秒筋肉体操

1回7秒、週にたった3回でOK！
7秒筋肉体操のやり方と
効果を出すためのコツをお伝えします。
自分の体力レベルに合わせて
「基本編」か「応用編」を選んでください。

40歳を過ぎたら、1つ歳をとるごとに筋肉は1%ずつ減っていく!

寝たきりにならないためには「運動」すること。もっとも手軽な運動であるウォーキングを日課にしているという人も多いでしょうが、実はそれだけでは不十分です。プロローグでもお伝えしたように、寝たきり予防のカギは、何をおいても「筋肉」です。詳しくは後述しますが、**筋肉は、ウォーキングやジョギングなどの有酸素運動では鍛えることができません**。筋肉量を保ち、増やすためには、筋トレしかないのです。

筋肉は、何もしなければ30歳代で減少がはじまり、40歳代から1年に1%ずつ減っていき、**70歳代の筋肉量は20歳代とくらべ3割以上減少してしまいます**。怖いのは、それが「見た目」だけではわからないこと。やせ型の人だけでなく、恰幅のいい人や、若い頃とさほど体重が変わらない人でも、筋肉が著しく減っているケースがあります。それが**サルコペニア肥満**です。

サルコペニアは見た目や体重からはわからない！

MRIによる大腿《だいたい》部《ぶ》（太もも）の横断画像の比較

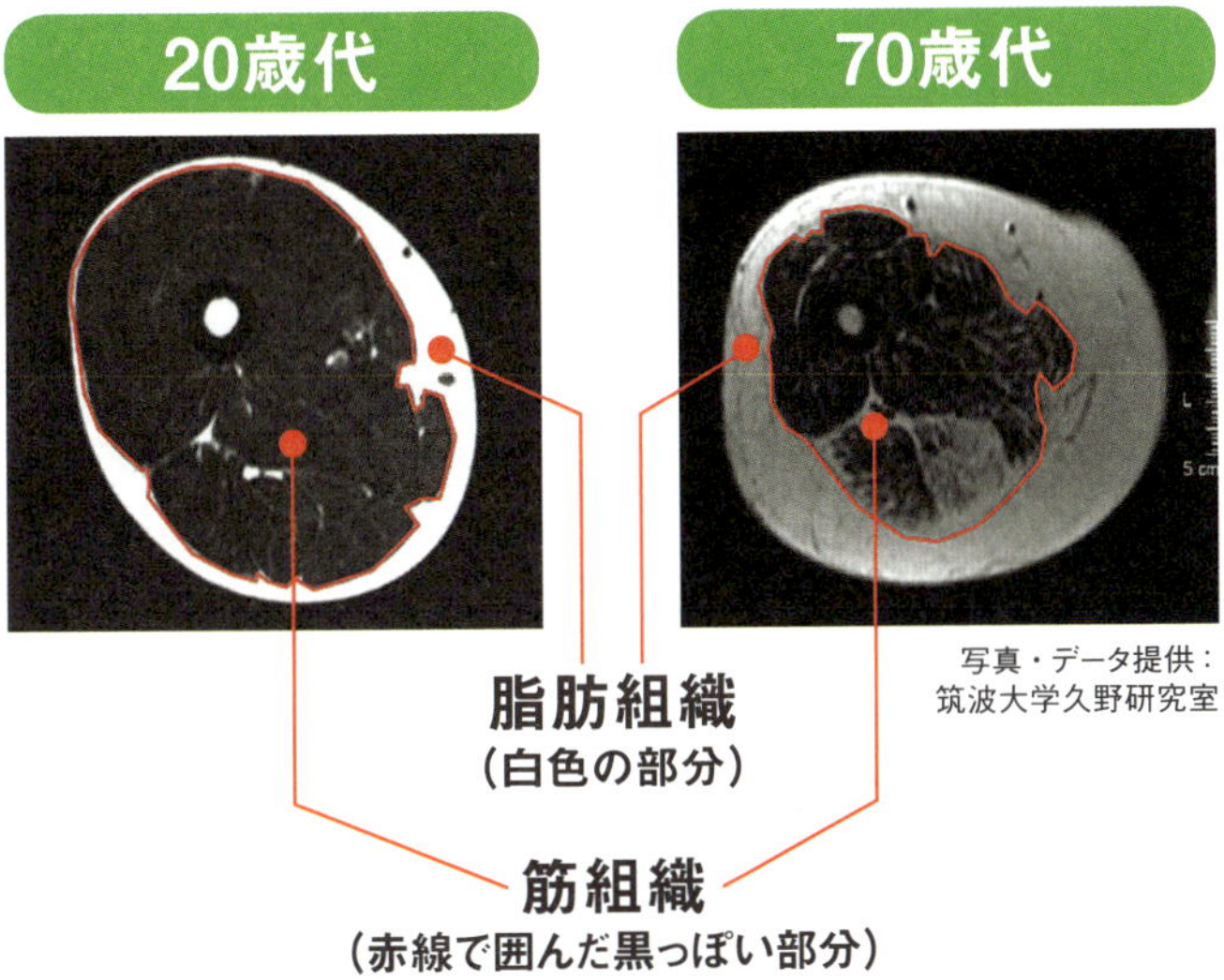

写真・データ提供：筑波大学久野研究室

若い頃と体重がさほど変わらない人や、健康的な肉付きの人、太っている人でもサルコペニア状態にあるケースがある。写真のように太ももの太さそのものは20歳代に劣らなくとも、実際には筋組織（筋肉）の占める割合が大幅に少なくなっている。筑波大学の調査では、70歳代の人の約3割がこの「サルコペニア肥満」だった。女性はとくに注意が必要。

70歳代の約3割がサルコペニア肥満

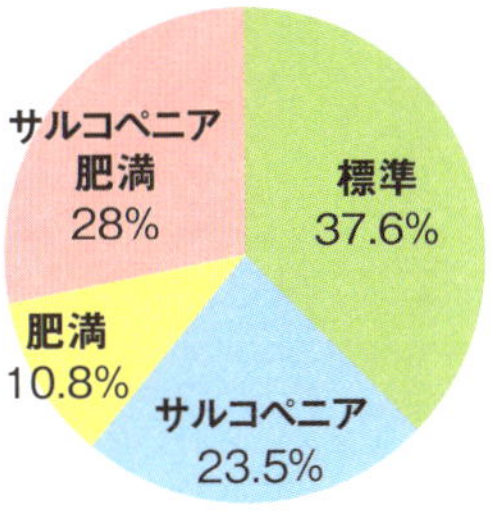

寝たきりを防ぐには筋トレしかない！狙うはスーパー筋肉「ピンク筋」

私たちの筋肉は、赤っぽい色をした遅筋《ちきん》と、白っぽい色をした速筋《そっきん》の、大きく2種類に分けられます。赤い遅筋は持久力にすぐれ、白い速筋はスピードや瞬発力などの大きな動きにすぐれているという特徴があります。海洋を休むことなく泳ぎ回る赤身魚のマグロと、じっとしている状態から瞬時にすばやい動きを見せる白身魚のヒラメやカレイを思い浮かべていただくと、わかりやすいかもしれませんね。

このうち、歳をとるにつれて減るのは、白い速筋のほうです。7秒筋肉体操では、この速筋にアプローチして、最終的には**ピンク筋**というスーパー筋肉に育てます。

ピンク筋とは速筋の仲間で、スピードやパワーに加えて遅筋の持久力も兼ね備えた、いわば〝いいとこ取り〟のハイブリッド型筋肉。**ピンク筋が増えると基礎代謝が上がり、体力、免疫力もアップ。肺炎などの感染症や、がんなどの病気も遠ざけられます。**

ピンク筋を増やすことが健康長寿の近道！

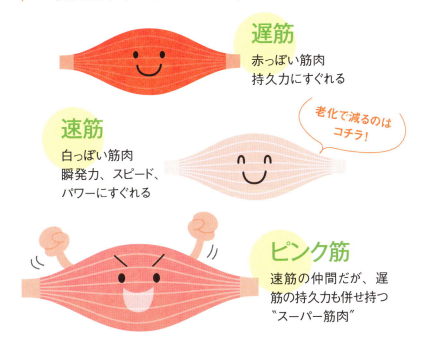

遅筋

赤っぽい筋肉
持久力にすぐれる

老化で減るのは
コチラ！

速筋

白っぽい筋肉
瞬発力、スピード、
パワーにすぐれる

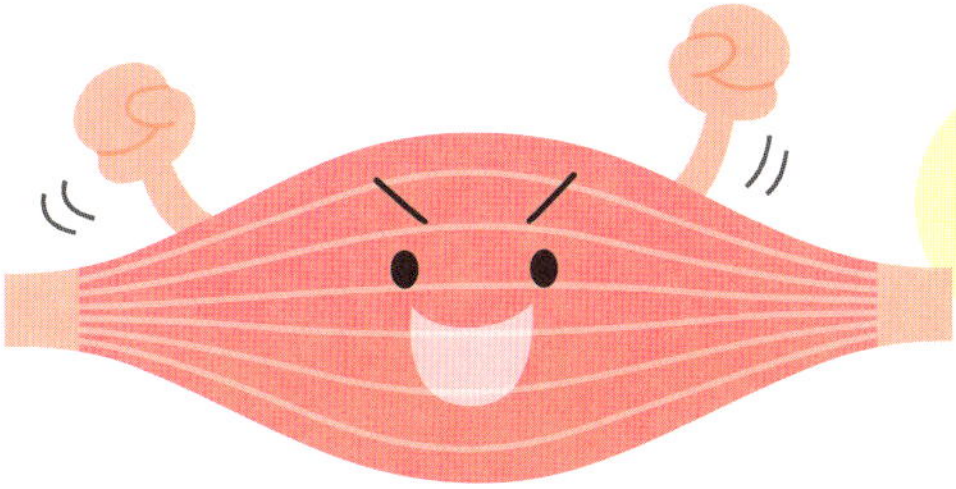

ピンク筋

速筋の仲間だが、遅筋の持久力も併せ持つ
〝スーパー筋肉〟

〈ピンク筋が増えると……〉

基礎代謝アップ	体力アップ	疲れにくくなる

余分な脂肪が燃える ☞ **体が若返る！**

免疫力もアップ ☞ **病気が逃げていく！**

1回7秒、3種目、週3〜4日でOK！このカウント法で脳トレ効果も

筋肉は、負荷をかける動作をゆっくりと何度もくり返すことで増えていきます。7秒筋肉体操は、**1つの種目を10回くり返して1セット。**回数をくり返して、「ちょっとつらいかな」という程度まで追い込むと効果的です。

最初のうちは、10回くり返すことができないかもしれません。その場合は、できるところまででOK。**10回まで到達できなくても、体操を継続すれば必ず回数をこなせるようになります。**3回しかできなかったのが4回、4回が5回、5回が6回、7回、8回……と、どんどん「できる」ようになってくるのです。それは単なる「頑張り」ではなくて、体に起こっている変化のあらわれ。まさに、**筋肉が増えてきた証拠です。**

まずは、一つ一つの動作に集中しながら、秒数と回数をカウントするやり方をマスターしましょう。頭を使いながら体を動かすことで、脳も活性化しますよ！

1種目につき「7秒×10回」で1セット 集中しながらカウントしよう！

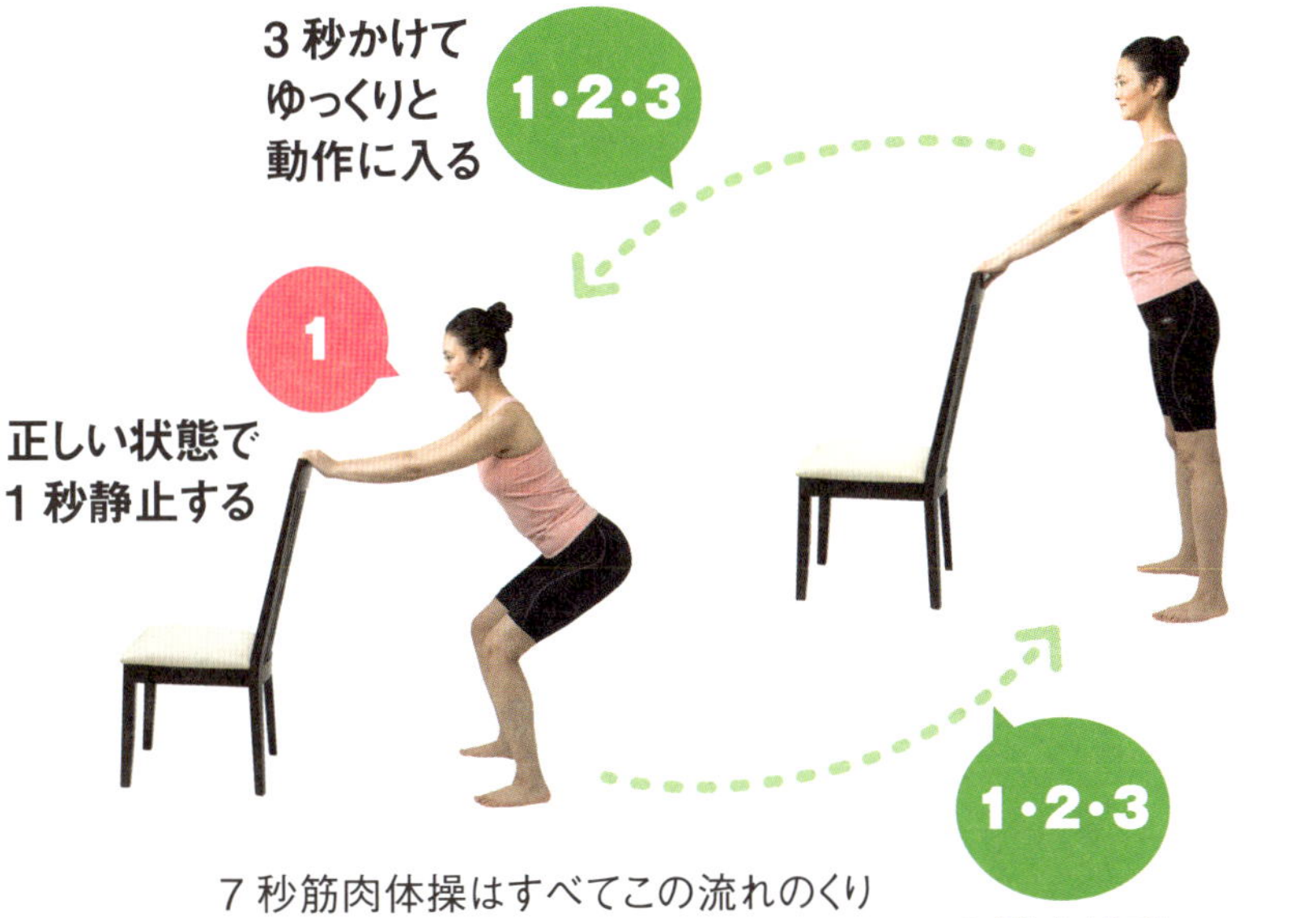
3秒かけて
ゆっくりと
動作に入る
1・2・3
1
正しい状態で
1秒静止する
1・2・3
3秒かけて
ゆっくりと元に戻す

7秒筋肉体操はすべてこの流れのくり返し。1つの種目を、休みを入れずに最低10回続けることで効果が出る。

1秒静止のタイミングで回数をカウントする

1回目は	1・2・3	1	1・2・3
2回目は	1・2・3	2	1・2・3
3回目は	1・2・3	3	1・2・3
⋮			
10回目は	1・2・3	10	1・2・3

筋トレの効果を得るために必ず守る！ 筋肉体操の3つのルール

確実に筋肉を増やすために、7秒筋肉体操を実践する際に必ず守っていただきたい3つのルールがあります（47ページ参照）。

このうち、もっとも重要なのは**ゆっくりと行う**こと。速い動作では、筋肉に負荷がかかりません。筋肉は、80歳代でも90歳代でも鍛えれば増えることが明らかになっていますが、それを示す研究では、**ゆっくりとした動作で筋肉量の増加が見られ、速い動作では改善が見られなかった**という考察がなされています。

運動していてつらいと、つい息を止めてしまいますが、これは血圧が上昇して危険。45ページのカウント法を声に出しながら行えば、自然に呼吸が続きます。また、漫然と体を動かすのではなく、鍛えている筋肉に意識を向けることでより筋トレ効果がアップします。体に痛みがあるなど、体調のよくない日は体操は中止にしてください。

この３つを守らないと筋肉体操の効果が半減！

ルール①

ゆっくりと行う

動作をゆっくりと行うことで筋肉が鍛えられる。どの種目でもスローな動きを徹底しよう。

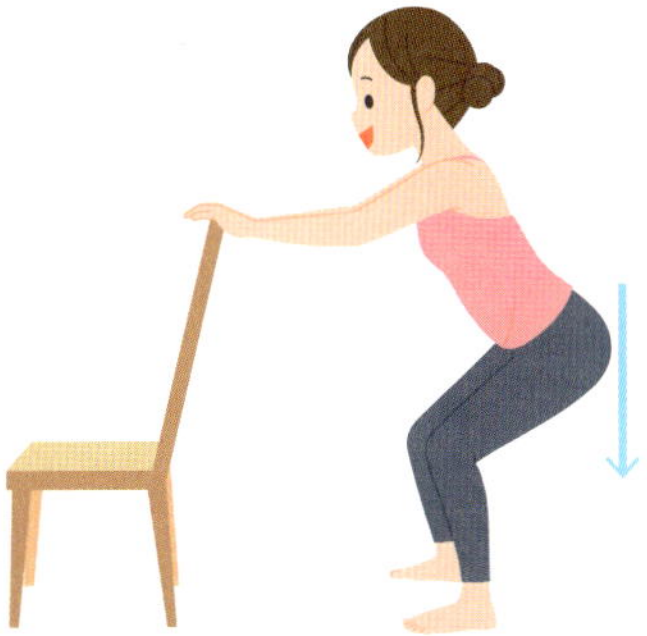

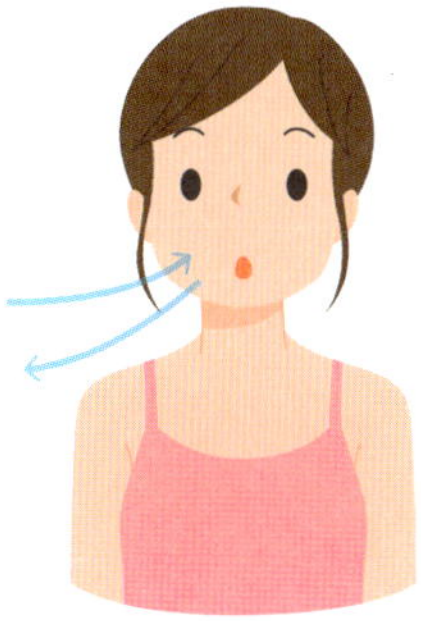

ルール②

呼吸を止めない

息を止めると酸欠状態に。声に出しながら45ページのカウント法を実践すれば自然な呼吸が続く。

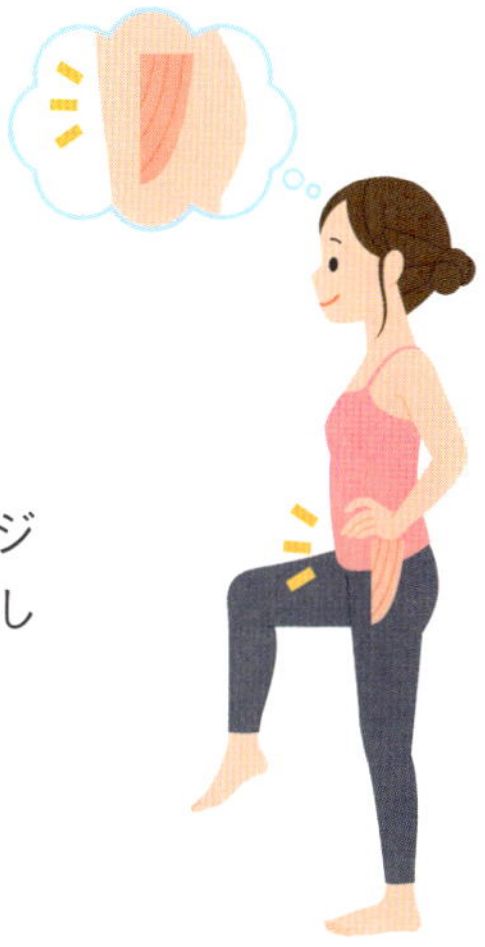

ルール③

鍛えている筋肉を意識する

7秒筋肉体操のそれぞれの種目のページに図示した筋肉を確認して、そこを意識しながら行う。

たったこれだけで100歳まで歩ける！ 基本の3つの筋肉体操

18～21ページの筋力テストの結果、筋力レベルが「赤信号」ばかりだったとしても、あきらめないでください。トレーニングすれば筋肉は鍛えられ、**筋肉量は年齢にかかわらず、必ず増やすことができます。**

まず最初にご紹介する**筋肉体操 基本編**では、大腰筋《だいようきん》（上半身と下半身をつなぐインナーマッスル）、大腿四頭筋《だいたいしとうきん》（太ももの前側の筋肉）、ハムストリングス（太ももの後ろ側の筋肉）、大臀筋《だいでんきん》（お尻の筋肉）といった下半身の筋肉を鍛えます。これらの筋肉は、立つ、歩くといった動作の要となる重要なものである一方、加齢によって真っ先に衰える筋肉でもあります。**寝たきり予防の近道は、下半身の筋肉を優先的・集中的に鍛えることな**のです。

イスやテーブルにつかまりながら行うゆるいスクワット「**ゆるスク**」、大腰筋をピンポイントで鍛える「**ももアゲ**」、太ももの筋肉を強化して転倒を防ぐ「**ひざのばし**」の3種目を、1日おきに週3〜4回、続けてください。

物足りなさが出てきたら、筋肉が順調に増加しているサインです。筋肉体操応用編（56ページ〜）にレベルアップするか、プラスα筋肉体操（66ページ〜）にもトライして、少しずつ負荷を上げていきましょう！

筋力に自信がない人は基本編からスタート！

ゆるスク

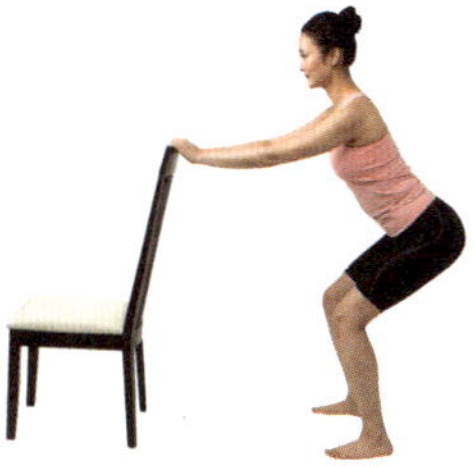

ももアゲ

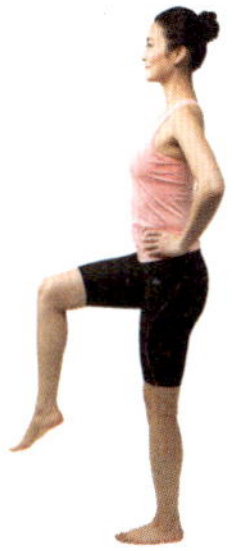

ひざのばし

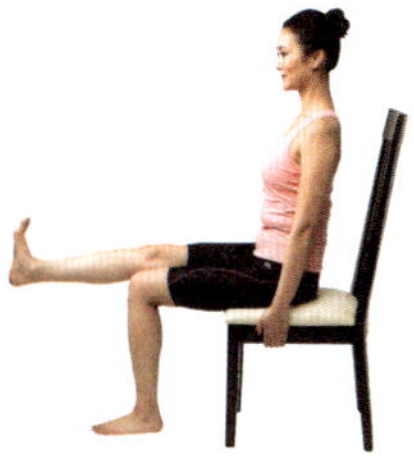

筋肉体操
基本編
1

ゆるスク

1
イスの背をつかんでまっすぐに立つ

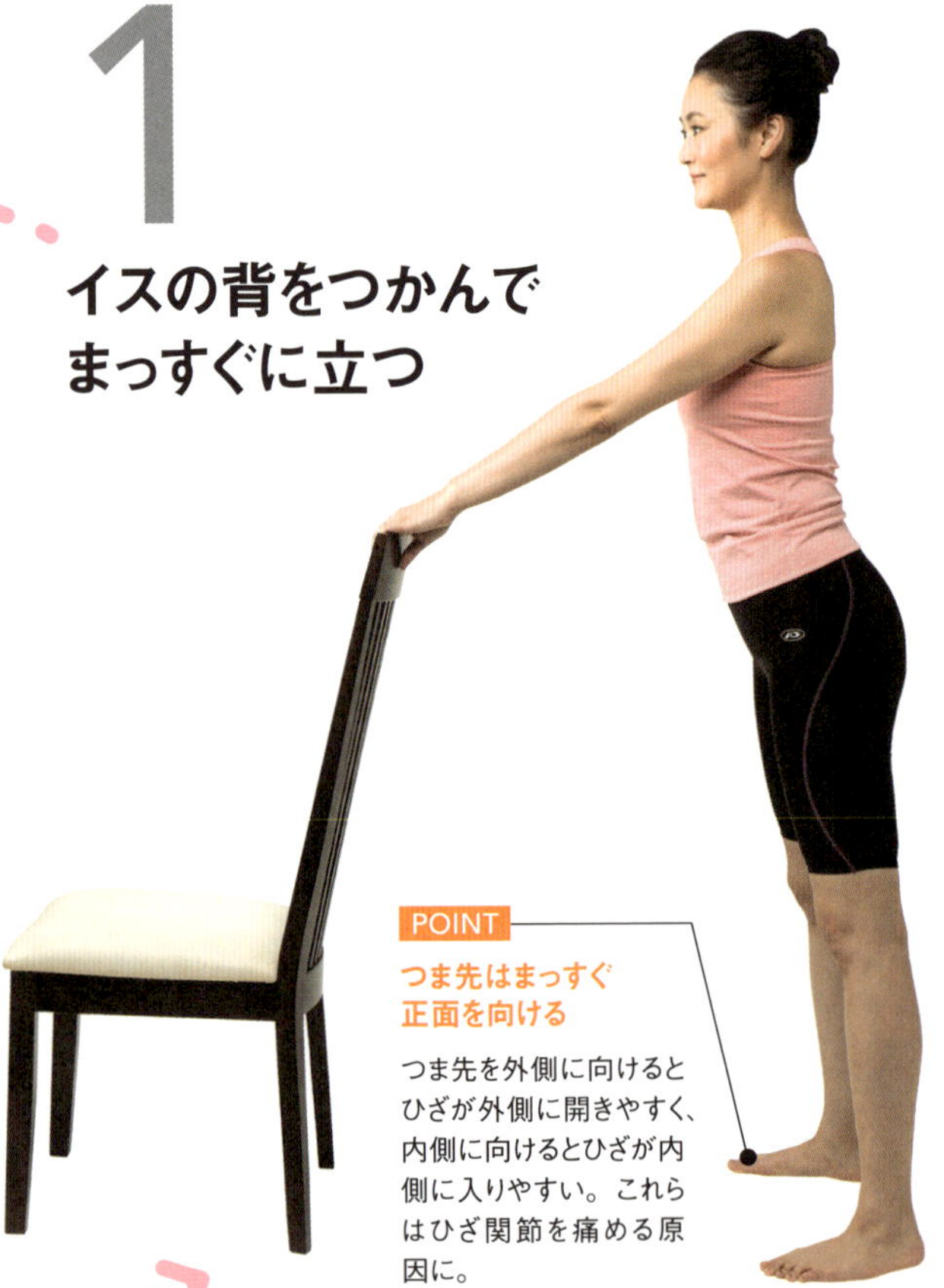

POINT

つま先はまっすぐ正面を向ける

つま先を外側に向けるとひざが外側に開きやすく、内側に向けるとひざが内側に入りやすい。これらはひざ関節を痛める原因に。

動画でもっとよくわかる!

ココを鍛える!

腰からお尻、太ももの筋肉を意識しながら行ってください。

大腿四頭筋

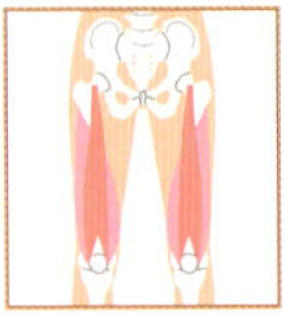

ハムストリングス

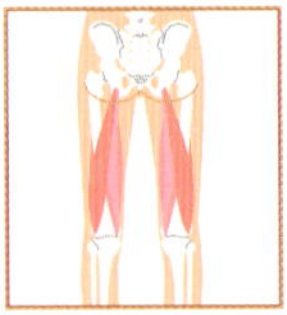

大臀筋

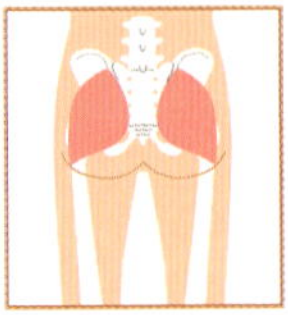

大腰筋

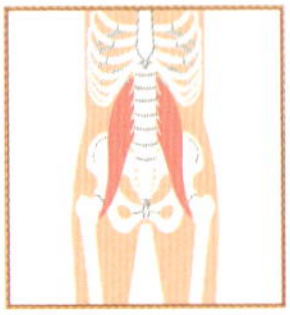

2

ひざの高さまで腰を沈ませる

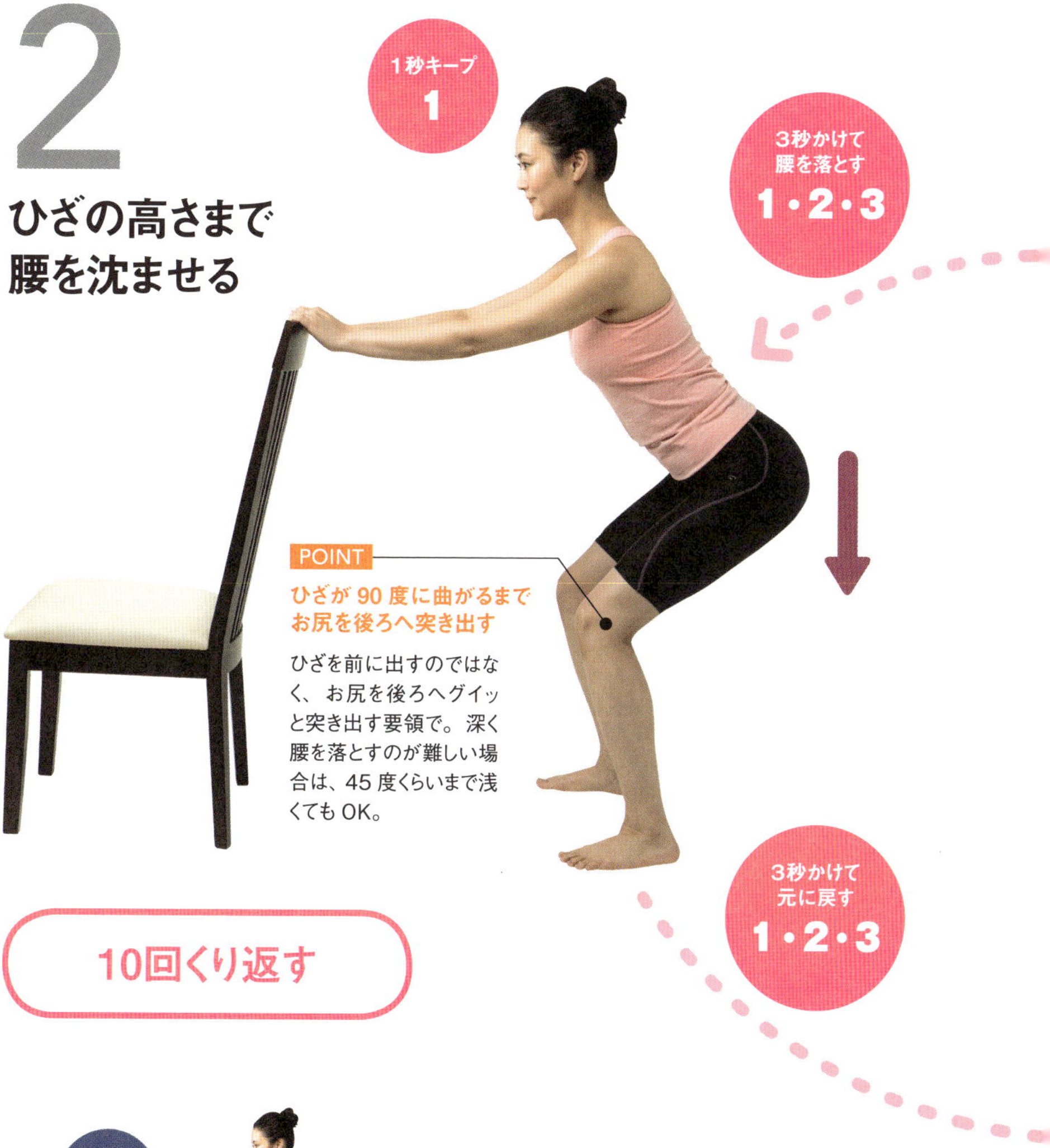
1秒キープ
1
3秒かけて
腰を落とす
1・2・3
3秒かけて
元に戻す
1・2・3

POINT

ひざが 90 度に曲がるまでお尻を後ろへ突き出す

ひざを前に出すのではなく、お尻を後ろへグイッと突き出す要領で。深く腰を落とすのが難しい場合は、45 度くらいまで浅くても OK。

10回くり返す

NG!

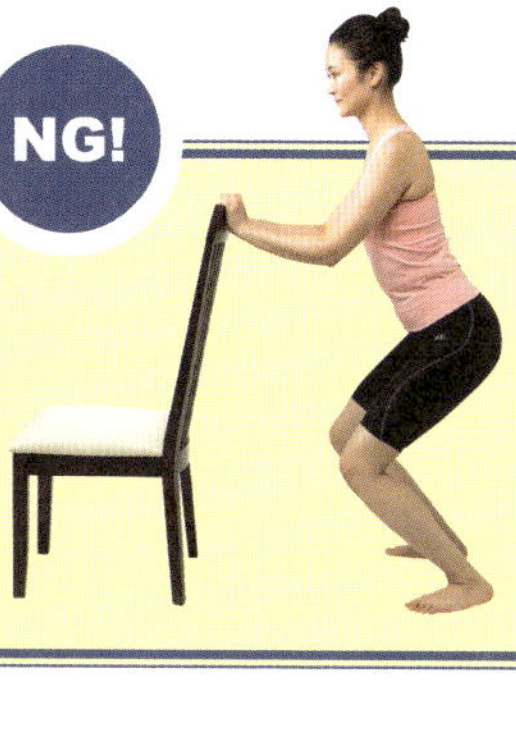

ひざがつま先よりも前に出る

ひざ関節を痛めやすい。ひざを前に出すのではなく、お尻を後ろへ突き出して。

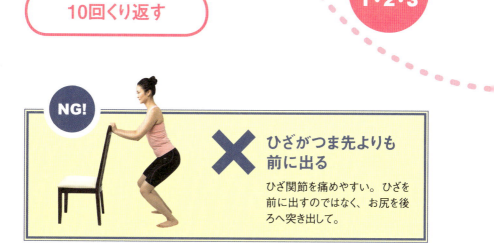

筋肉体操

基本編 2

ももアゲ

動画でもっとよくわかる！

1

足を軽く開き背すじを伸ばして立つ

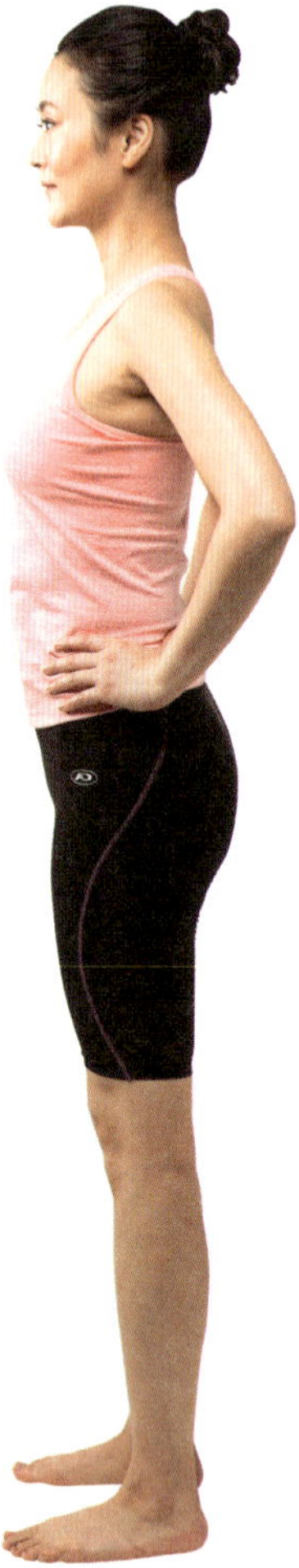

ADVICE

壁やイスの背に手をついてもOK

バランスに不安のある人は、壁やイスの背に手をついて上半身を安定させた状態で行いましょう。ただし、支えに頼りすぎないように！

ココを鍛える！

大腰筋

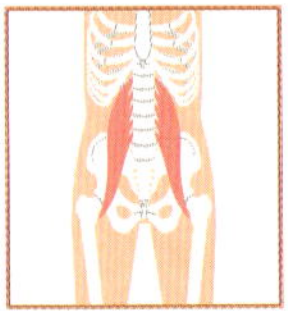

大腰筋は、上半身と下半身をつなぐ唯一の筋肉。腰からお腹、脚の付け根にかけて動く筋肉を意識しながら行ってください。

2

太ももが床と平行になるくらいまでゆっくりと上げる

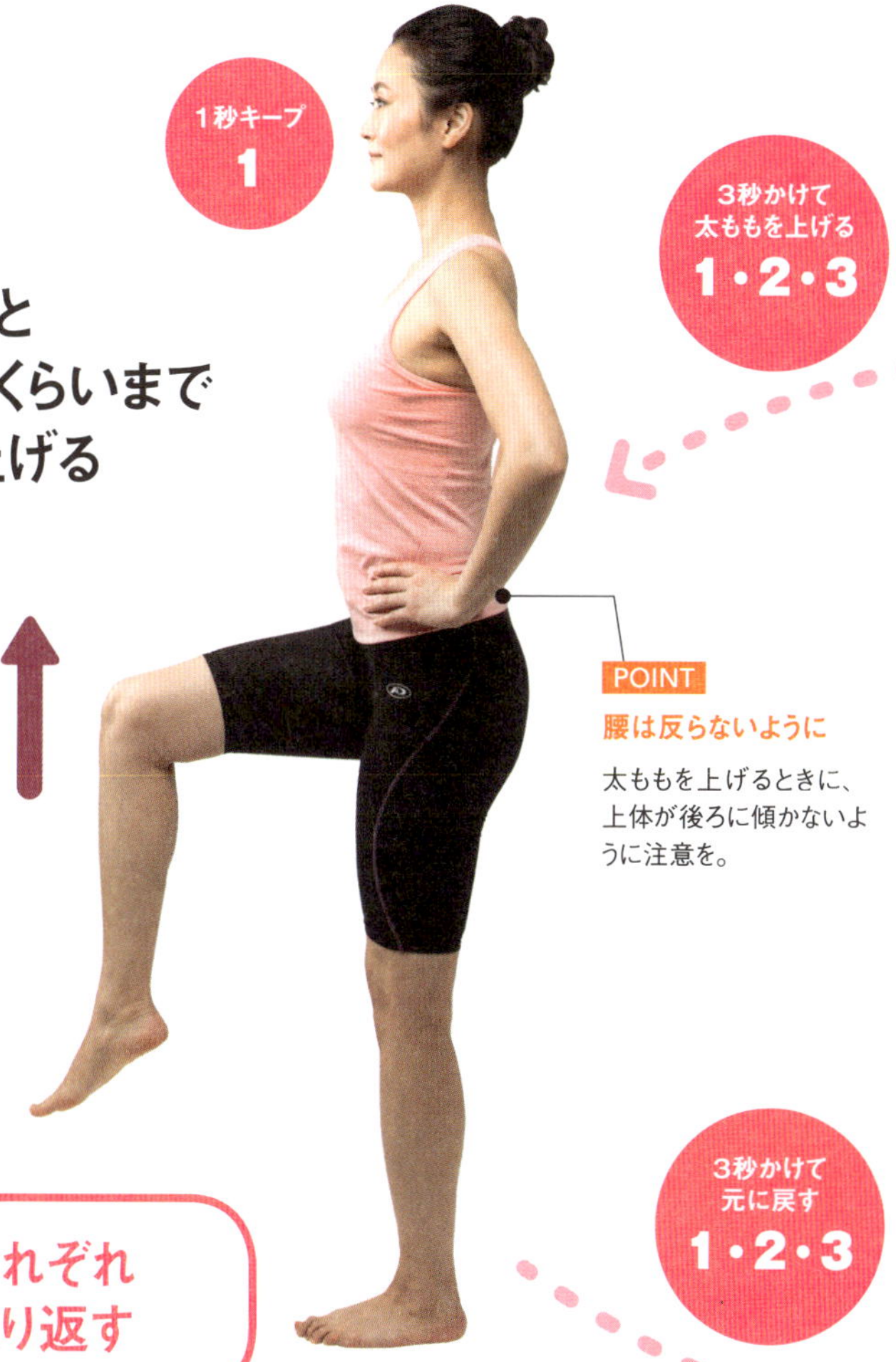
1秒キープ
1
3秒かけて
太ももを上げる
1・2・3
3秒かけて
元に戻す
1・2・3

POINT

腰は反らないように

太ももを上げるときに、上体が後ろに傾かないように注意を。

左右それぞれ10回くり返す

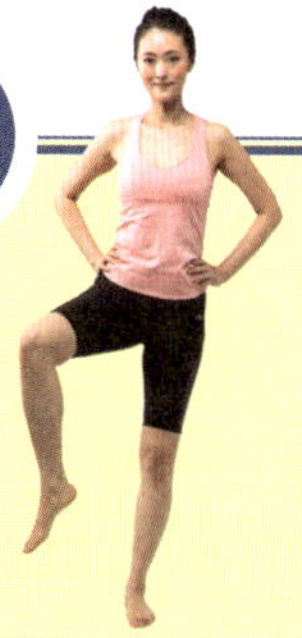
NG!

✕ ひざが外に開く

無理に脚を上げようとすると、ひざが外側を向く。これでは大腰筋に負荷がかからず、腰を痛める原因にもなる。

筋肉体操
基本編 3
ひざのばし

1 イスに浅く腰かけて背すじを伸ばす

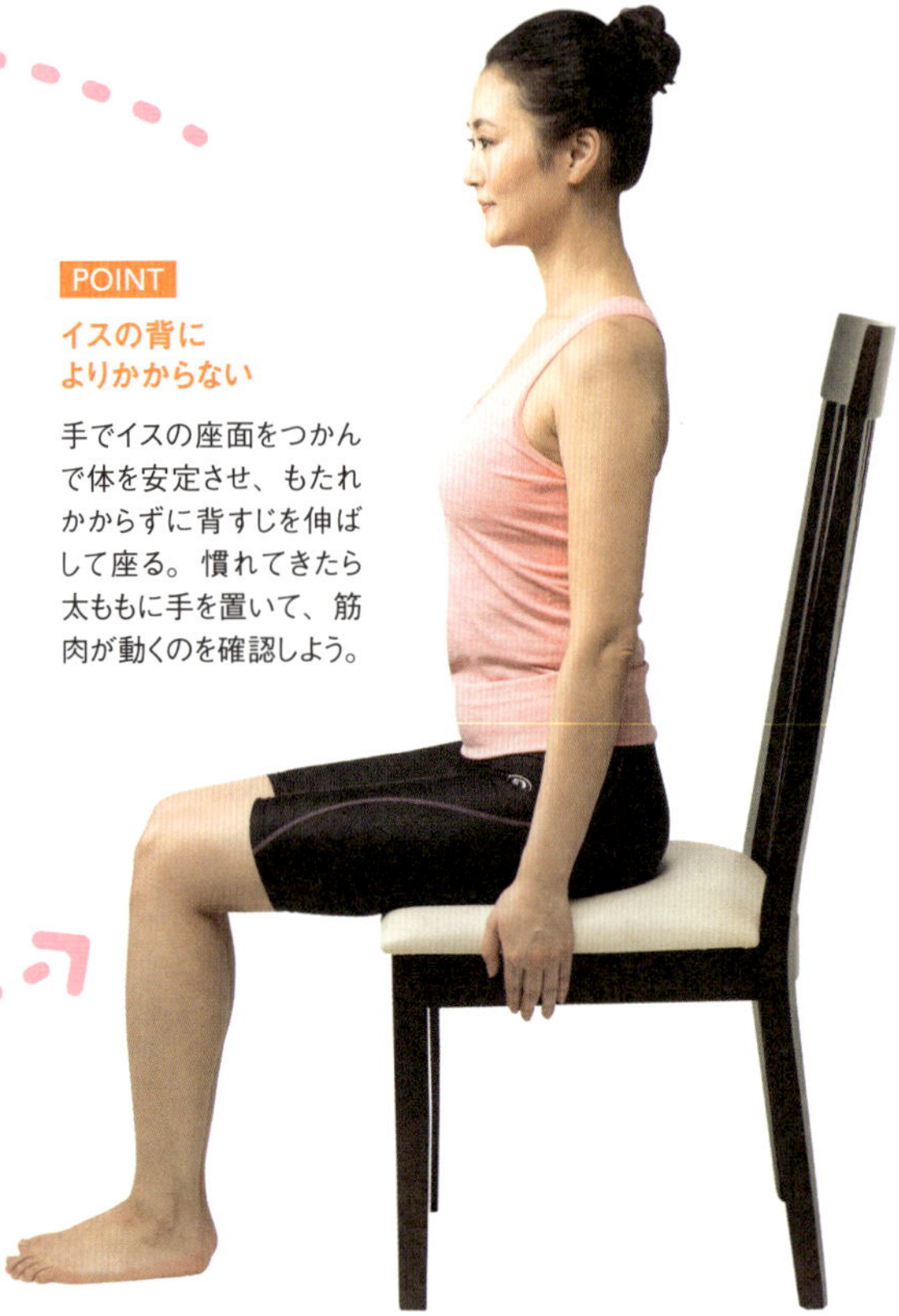

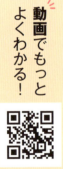

POINT
イスの背によりかからない
手でイスの座面をつかんで体を安定させ、もたれかからずに背すじを伸ばして座る。慣れてきたら太ももに手を置いて、筋肉が動くのを確認しよう。

ココを鍛える！

大腿四頭筋

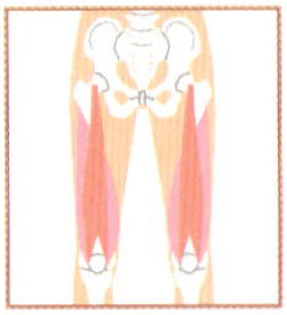

歩行や、立位での動きの安定性に関わる大きな筋肉です。太ももの前の筋肉を意識しながら行ってください。

動画でもっとよくわかる！

2 片脚のひざをゆっくりと伸ばす

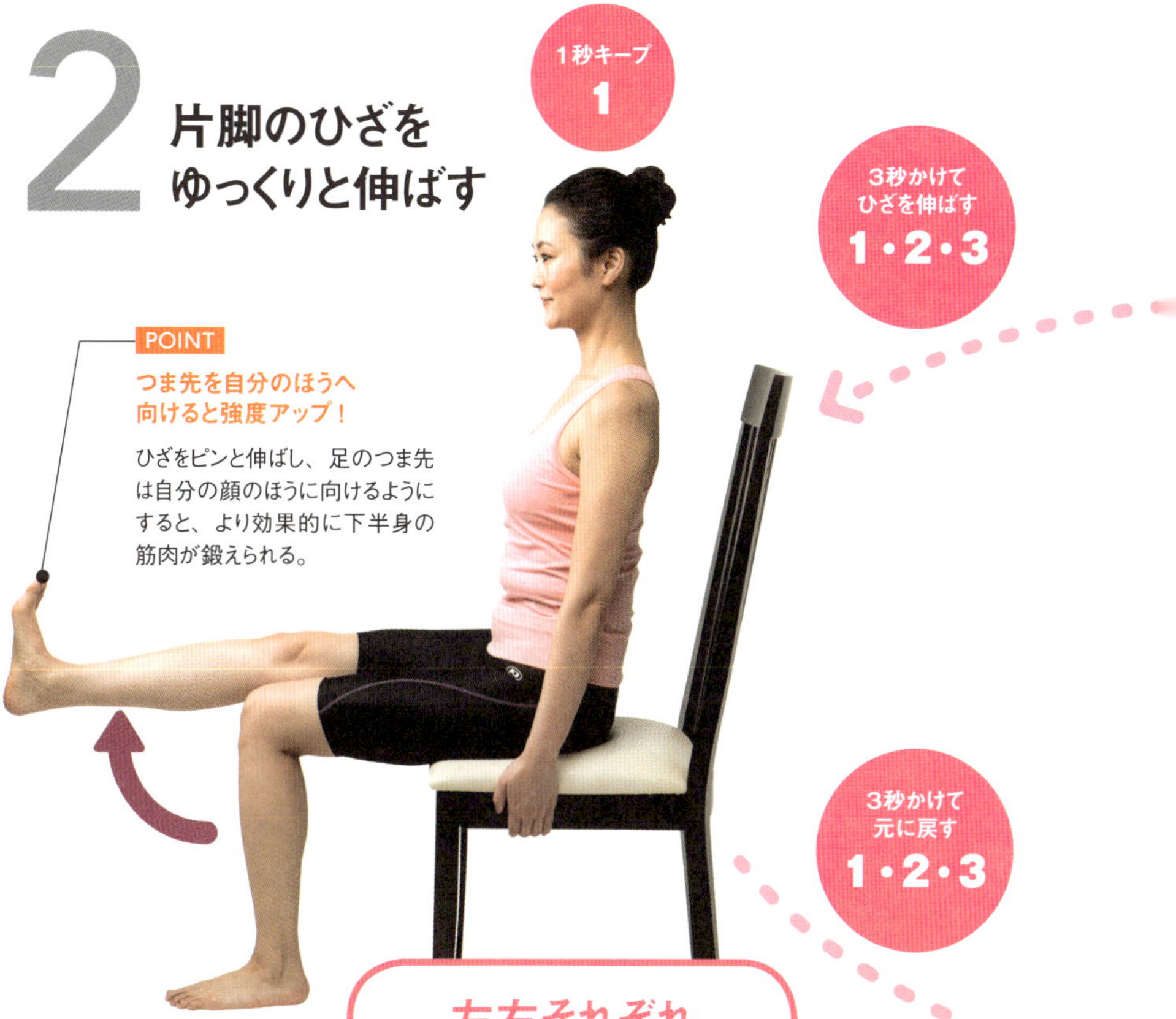
1秒キープ
1
3秒かけて
ひざを伸ばす
1・2・3
3秒かけて
元に戻す
1・2・3

POINT

つま先を自分のほうへ向けると強度アップ！

ひざをピンと伸ばし、足のつま先は自分の顔のほうに向けるようにすると、より効果的に下半身の筋肉が鍛えられる。

左右それぞれ10回くり返す

NG!

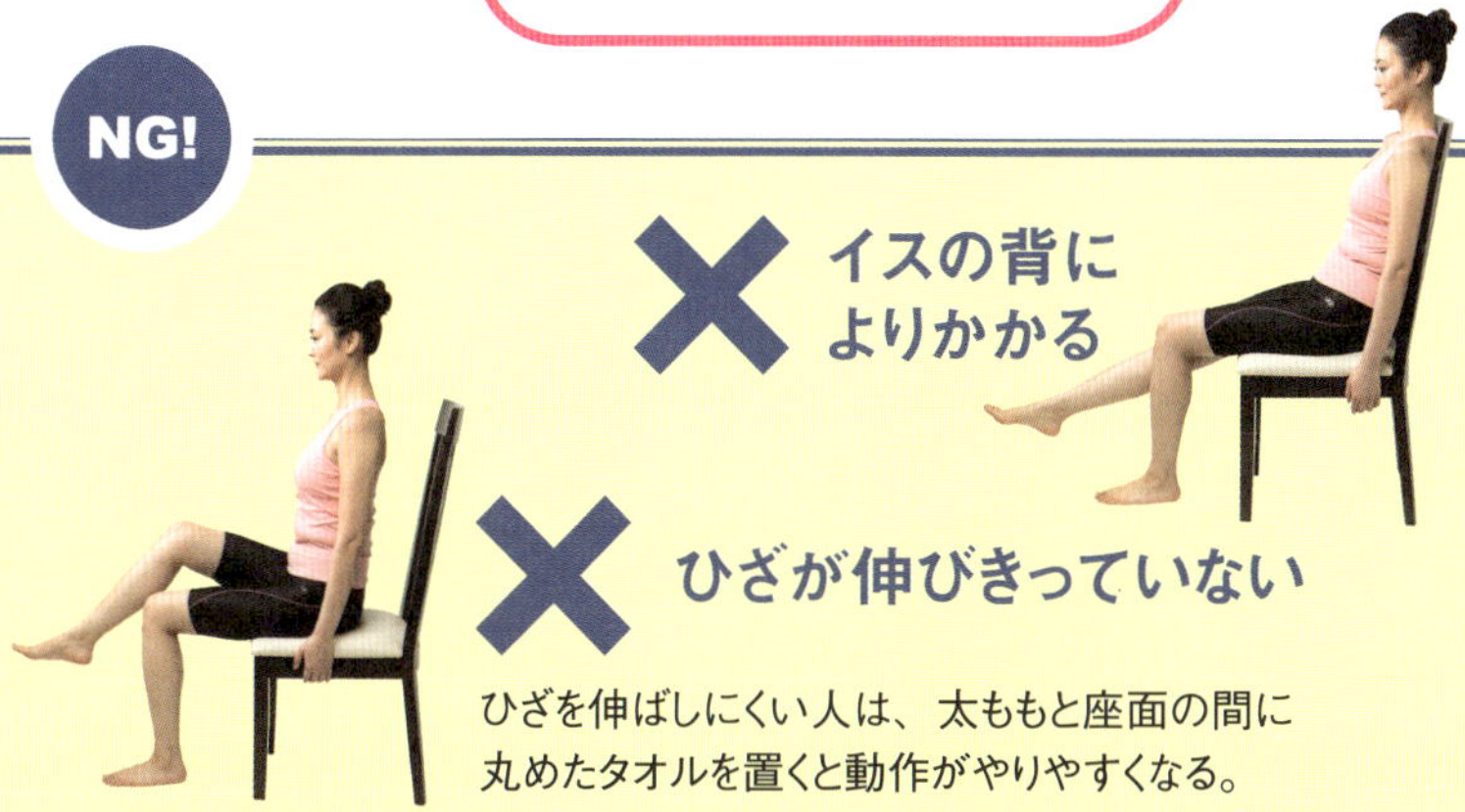

× イスの背によりかかる

× ひざが伸びきっていない

ひざを伸ばしにくい人は、太ももと座面の間に丸めたタオルを置くと動作がやりやすくなる。

上級者ならもっと効率的に鍛えよう！ 応用の3つの筋肉体操

運動習慣のある人や体力に自信がある人なら、筋肉体操 基本編は飛ばしてもOK。ここからご紹介する**筋肉体操 応用編**からはじめてください。

応用の筋肉体操も、基本編と同様に下半身の筋肉をバランスよく、集中的に強化するプログラムです。ただし、基本編よりもより広範囲に、より強力に鍛えることができる内容になっています。

本格的に足腰を鍛えるスクワット**「深スク」**、腰まわりの筋肉を鍛えて腰痛予防・改善の効果もある**「ズンチャチャ」**、お尻からハムストリングスに効く**「かかとキック」**の3種目を、1日おきに週3〜4回、続けてください。

「1日おきじゃ物足りない、毎日やりたい！」という人は、プラスα筋肉体操（↓66ページ～）でご紹介する上半身の種目と組み合わせて、下半身と上半身を日ごとに交互に鍛えるようにしましょう。

筋肉を増やすためには、インターバル（休憩）も大事です。**ある部位を鍛えたら、しっかりとお休みを与える。**これをくり返すことで、筋肉が効率的に増えていきます。同じ種目を1日のうちに何セットかやりたい場合も、1セット終了ごとに休憩を入れるとよいでしょう。

筋力に自信があれば応用編からトライ！

深スク

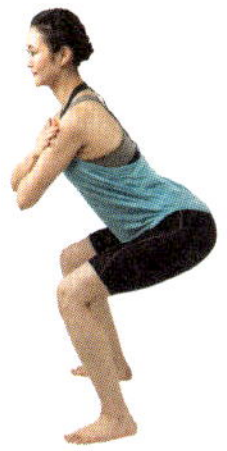

ズンチャチャ

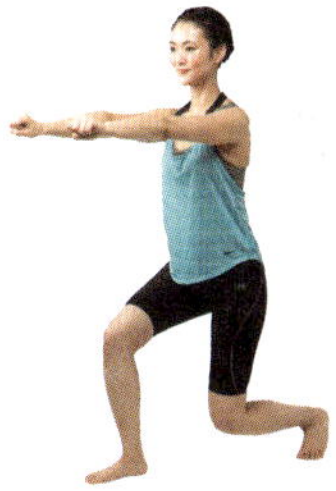

かかとキック

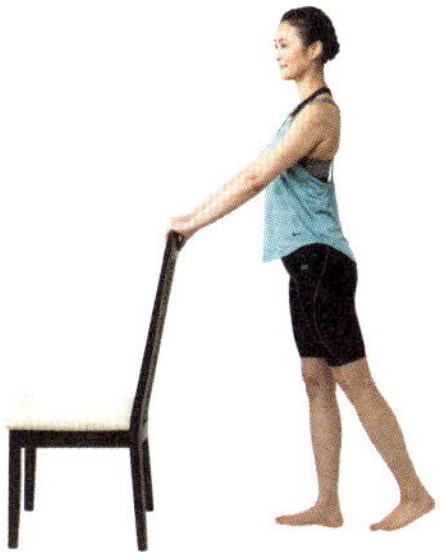

筋肉体操
応用編 1
深スク

1
胸の前で腕を組んでまっすぐに立つ

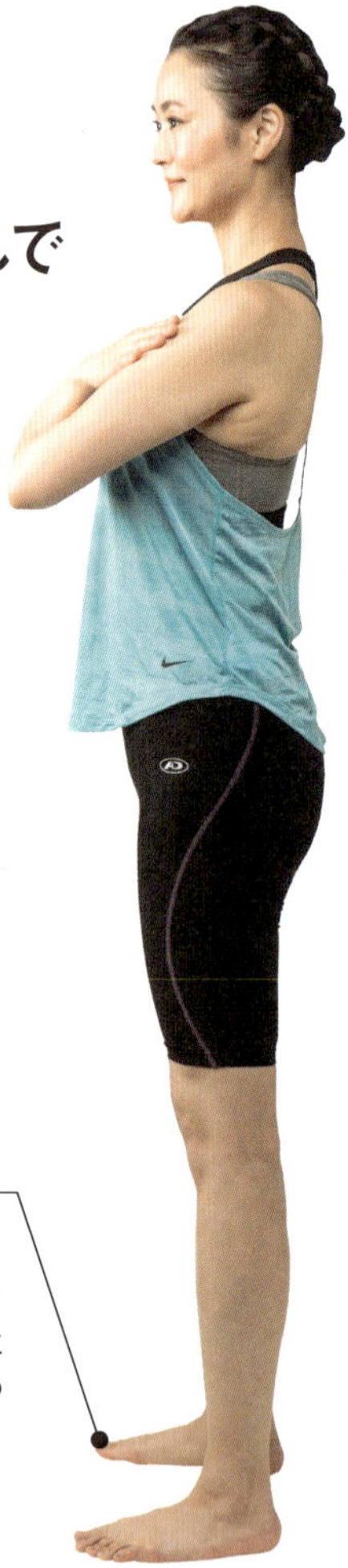

POINT
足は肩幅くらいに開きつま先を正面へ向ける

つま先が外側や内側に向くと、ひざ関節を痛めやすい。

ココを鍛える！

腰からお尻、太ももの筋肉を意識しながら行ってください。

大腰筋

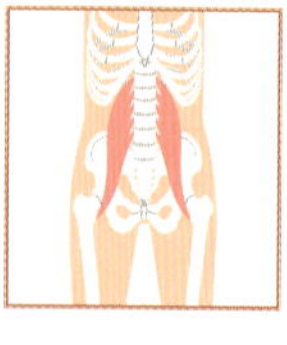

大腿四頭筋

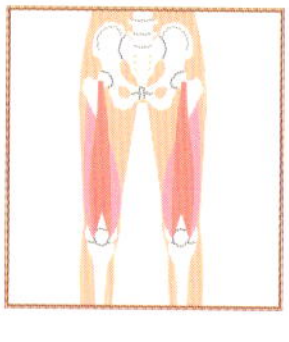

ハムストリングス

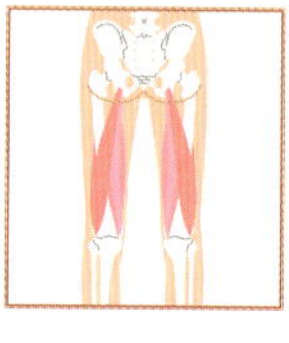

大臀筋

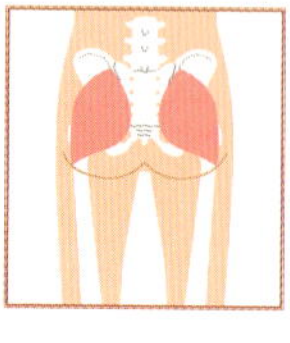

動画でもっとよくわかる！

1秒キープ
1

3秒かけて
腰を落とす
1・2・3

2
ひざが 90 度に曲がるまでゆっくりと腰を落とす

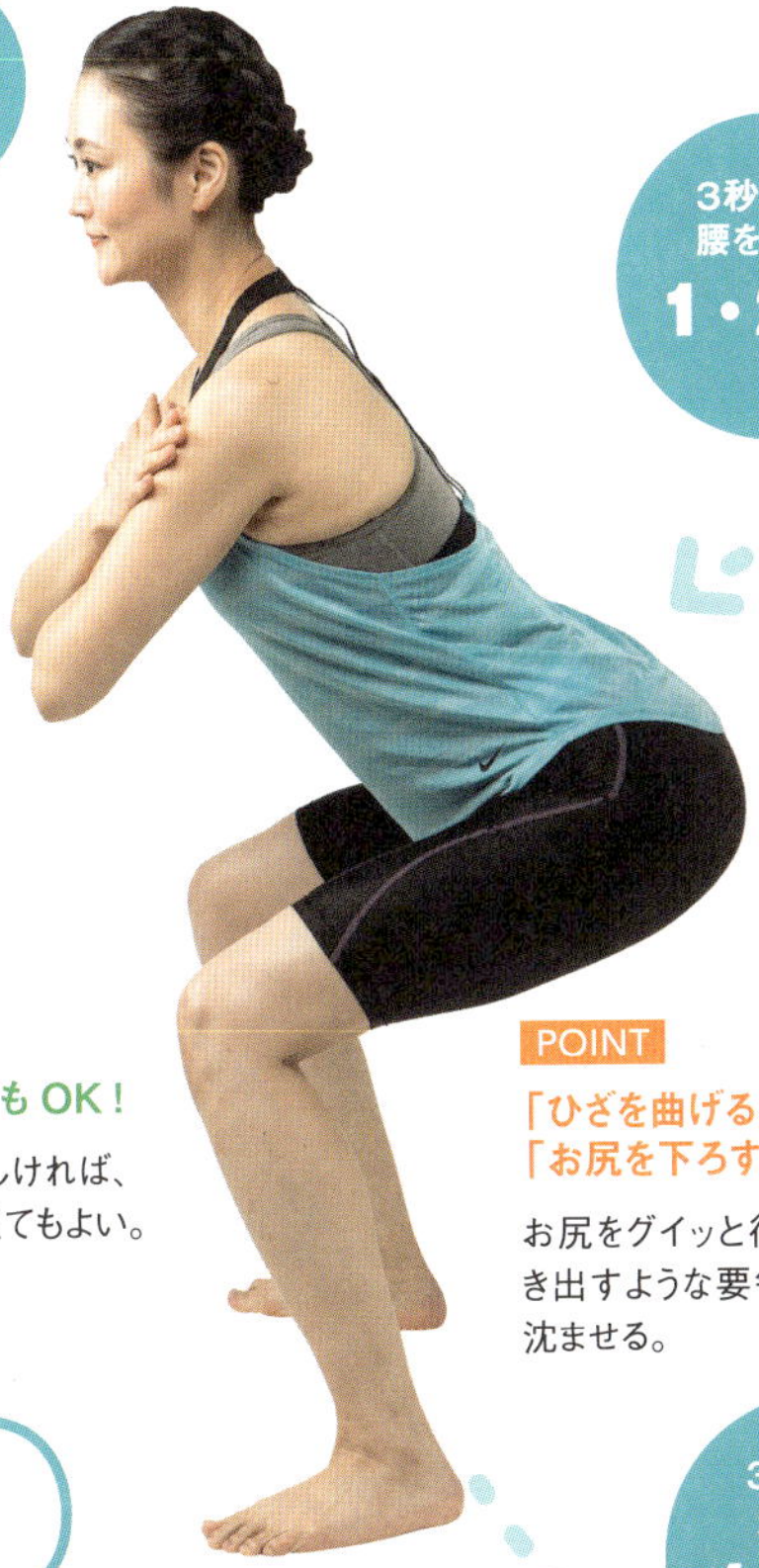

ADVICE

無理なら 45 度ほどでも OK！

深く腰を落とすのが難しければ、ひざを曲げる角度は浅くてもよい。

POINT

「ひざを曲げる」のではなく「お尻を下ろす」

お尻をグイッと後ろに突き出すような要領で腰を沈ませる。

10回くり返す

3秒かけて
元に戻す
1・2・3

NG!

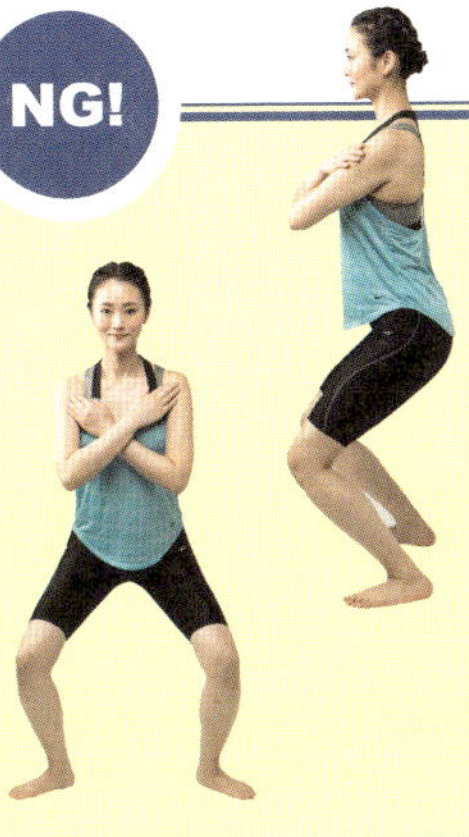

✕ ひざがつま先よりも前に出る

✕ ひざが外側に開く

両方とも、ひざ関節を痛める原因になりやすい。お尻を後ろに突き出す動きを意識すれば、ひざが前に出たり、外側に開いたりするのを防げる。

筋肉体操

応用編 2

ズンチャチャ

1

両腕を曲げてまっすぐに立つ

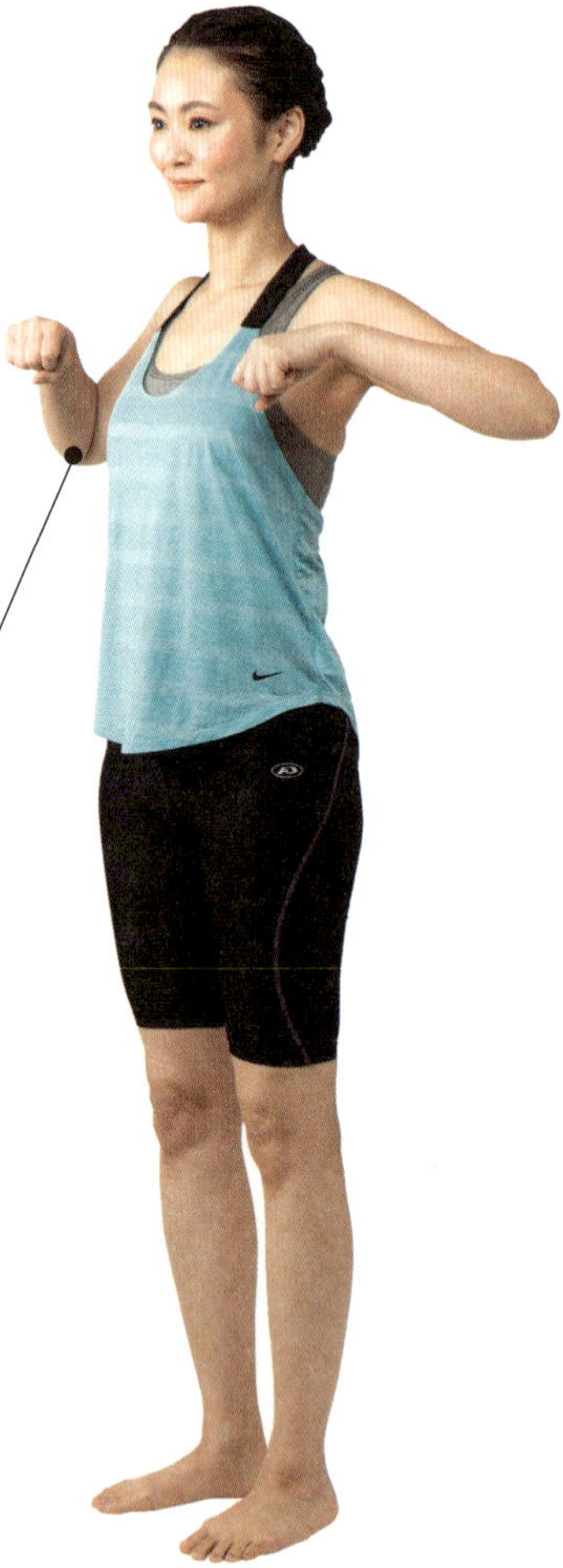

POINT

両腕は曲げて胸の高さに

手は軽く握り、ひじを曲げて胸の高さに持ってくる。背中を意識しながら姿勢よく胸を張る。

3秒かけて元に戻す

1・2・3

ココを鍛える！

腰からお尻、太ももの筋肉を意識しながら行ってください。

大腰筋

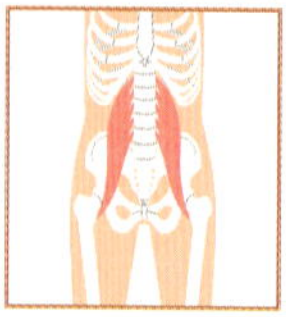

大腿四頭筋

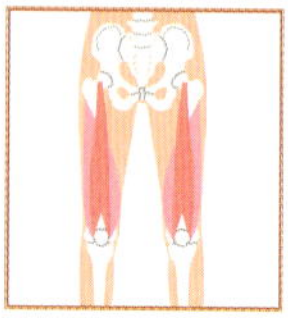

ハムストリングス

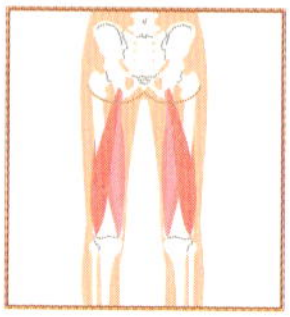

大臀筋

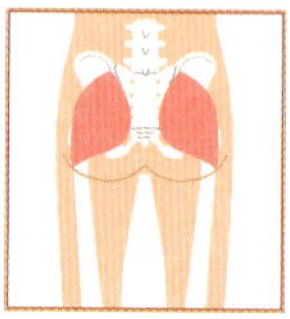

動画でもっとよくわかる！

2 片方の足を大きく前に踏み出し 両手を前に突き出しながら ゆっくりと腰を沈める

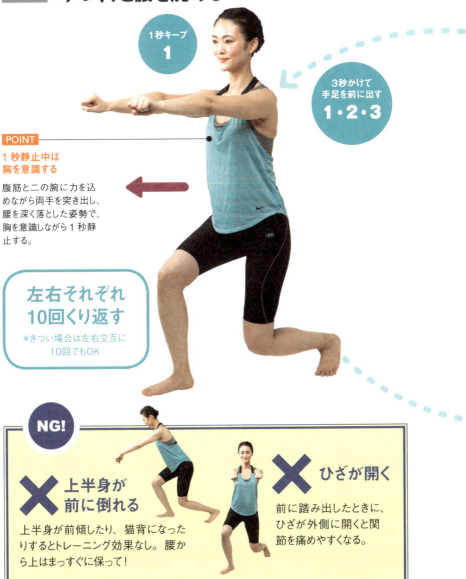

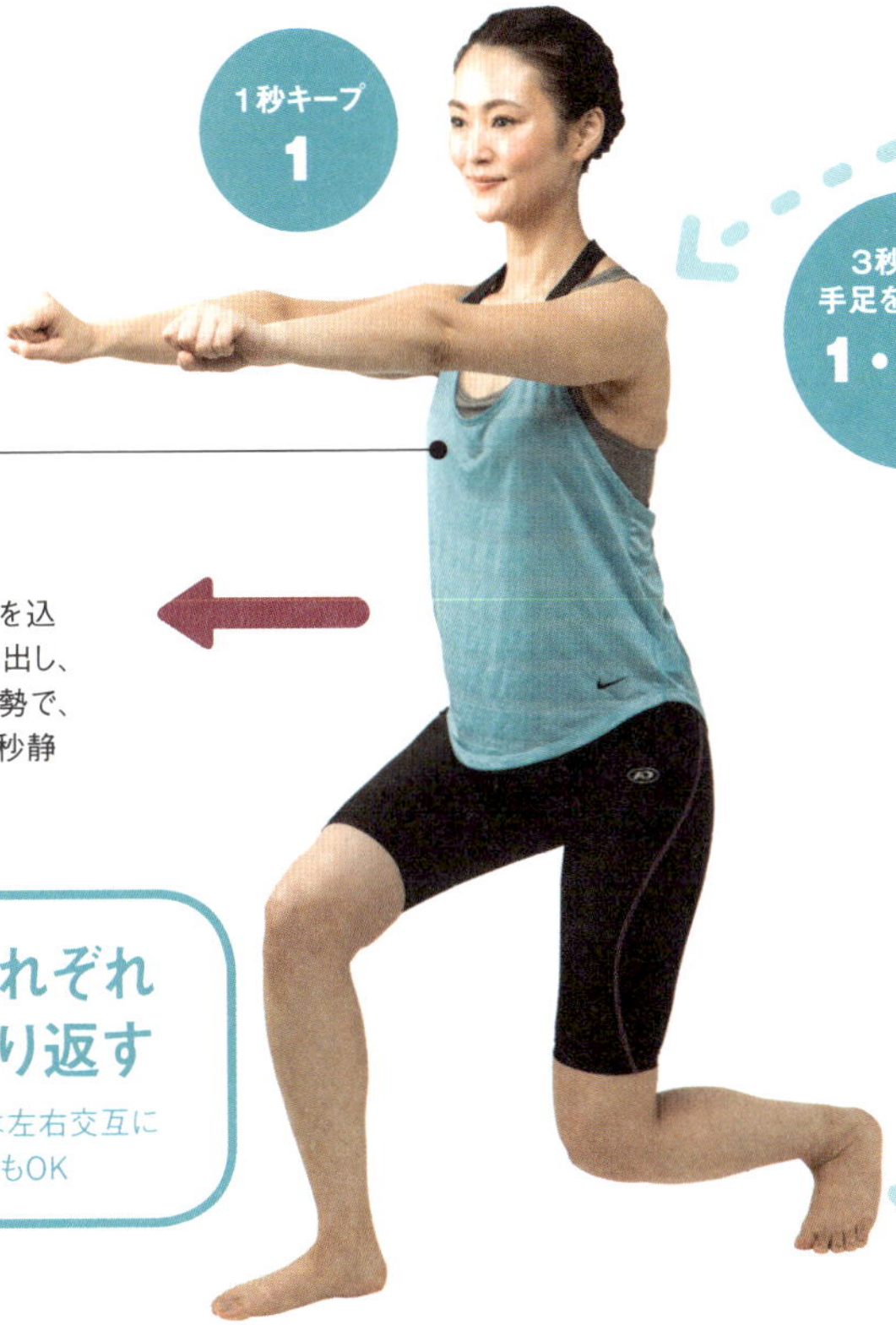
1秒キープ
1
3秒かけて
手足を前に出す
1・2・3

POINT

1 秒静止中は 胸を意識する

腹筋と二の腕に力を込めながら両手を突き出し、腰を深く落とした姿勢で、胸を意識しながら1秒静止する。

左右それぞれ 10回くり返す

＊きつい場合は左右交互に10回でもOK

NG!

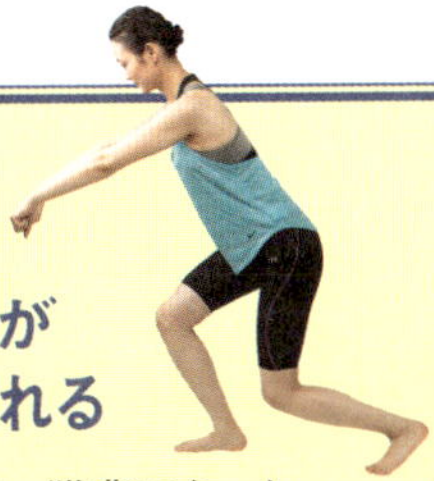

✕ 上半身が前に倒れる

上半身が前傾したり、猫背になったりするとトレーニング効果なし。腰から上はまっすぐに保って!

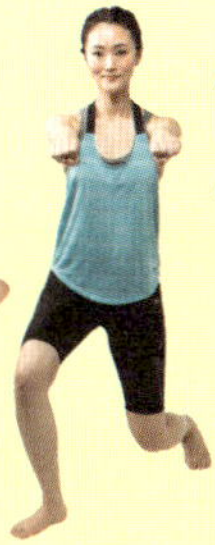

✕ ひざが開く

前に踏み出したときに、ひざが外側に開くと関節を痛めやすくなる。

筋肉体操

応用編 3

かかとキック

1

イスの背を持って
まっすぐに立つ

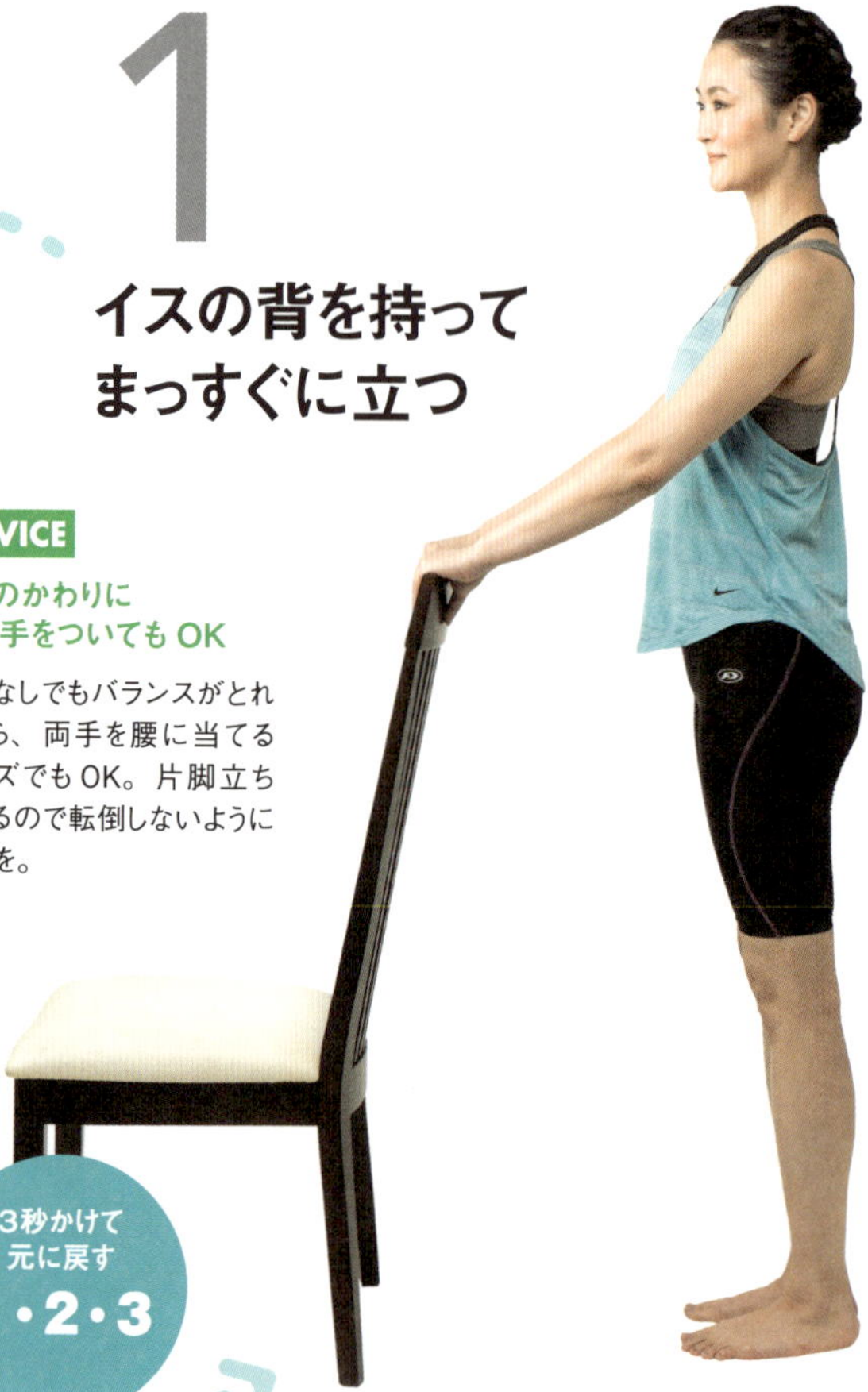

ADVICE

**イスのかわりに
壁に手をついても OK**

支えなしでもバランスがとれるなら、両手を腰に当てるポーズでも OK。片脚立ちになるので転倒しないように注意を。

**3秒かけて
元に戻す
1・2・3**

ココを鍛える！

大臀筋

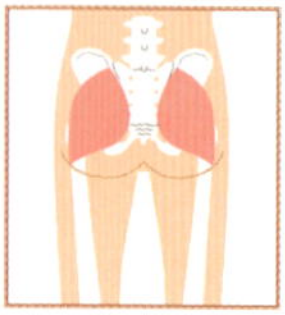

ハムストリングス

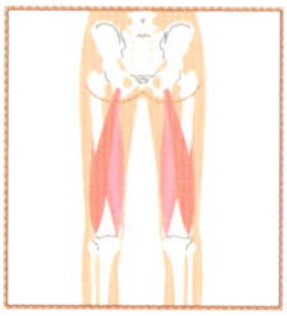

お尻と、太ももの後ろ側の筋肉を意識しながら行ってください。

動画でもっとよくわかる！

2

かかとをゆっくりと後方へ上げる

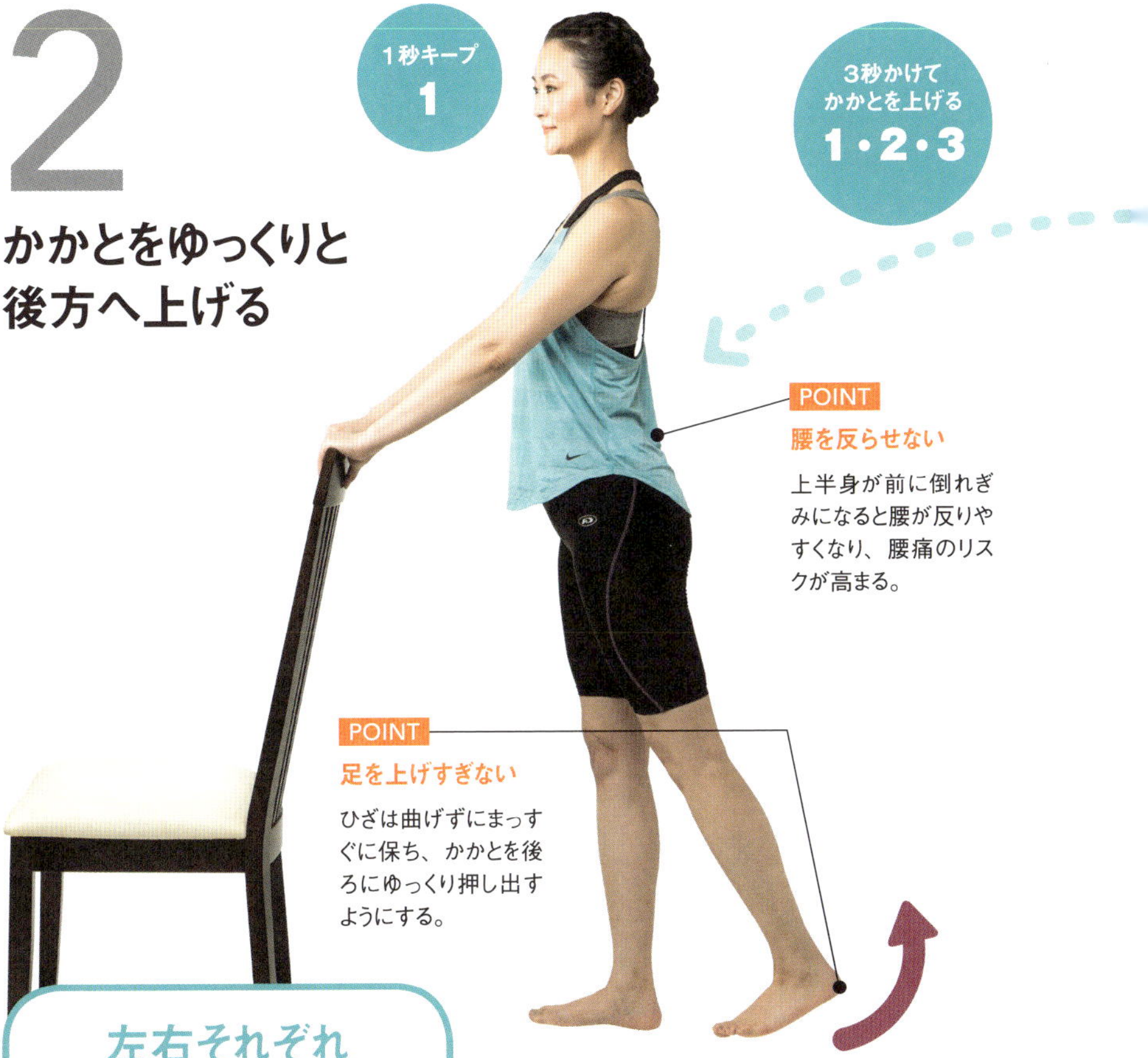
1秒キープ
1
3秒かけて
かかとを上げる
1・2・3

POINT
腰を反らせない
上半身が前に倒れぎみになると腰が反りやすくなり、腰痛のリスクが高まる。

POINT
足を上げすぎない
ひざは曲げずにまっすぐに保ち、かかとを後ろにゆっくり押し出すようにする。

左右それぞれ10回くり返す

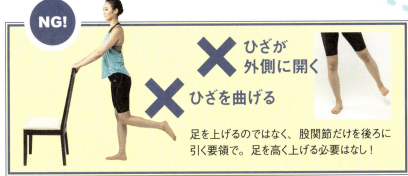

NG!

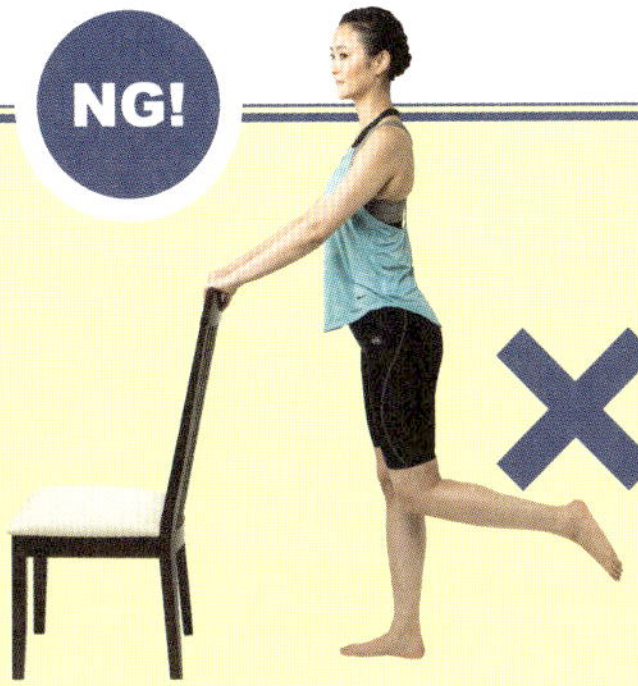

× ひざが外側に開く

× ひざを曲げる

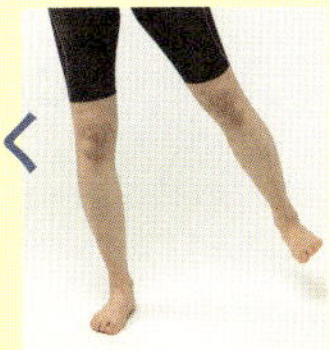

足を上げるのではなく、股関節だけを後ろに引く要領で。足を高く上げる必要はなし！

病気をやっつける物質が筋肉から出ていた!

column

筋肉が増えればがんや突然死も遠ざかる

筋肉が私たちの健康に与える効果は、サルコペニアや寝たきりの予防だけではありません。

最新の医学研究により、筋肉からさまざまなホルモンが分泌されていることがわかってきました。ホルモンとは、体内を健康に保つ働きをする物質の総称。以前は、膵臓《すいぞう》や副腎《ふくじん》のような比較的小さな臓器から分泌されると考えられていましたが、実は筋肉も内分泌器官としての役割をもつことが明らかになったのです。

筋肉から分泌されるホルモンはマイオカインと称され、現時点で30種類以上が見つかっています。そのうち、病気を防ぐ働きが明らかになったホルモンは次の6種類。

大腸がんのがん細胞を自滅させる働きをもつ「SPARC」、脳を活性化して認知機能を改善する作用がある「イリシン」、筋肉・骨・脳細胞の成長を促す「IGF-1」、脂肪を分解して生活習慣病を防ぐ「IL-6」「アディポネクチン」、脂肪肝や肝硬変を防ぐ「FGF-21」と、その働きは多種多様です。

筋肉量が増えれば、これらの病気も遠ざけることができるのです。

効果倍増！
プラスα筋肉体操

優先して鍛える下半身の筋肉に加えて
上半身の筋肉もトレーニングすれば完璧！
全身をバランスよく鍛えることで
寝たきりのリスクを一層減らせます！

寝たきりがイヤならこれも！
上半身まで鍛える4つの筋肉体操

下半身を重点的に鍛える基本編・応用編に加えて、上半身を鍛える筋トレをプラスすれば、より効果的に、寝たきり予防の対策ができます。

イスに座って行う**「ももアゲ腹筋」**では、大腰筋《だいようきん》と腹筋（腹直筋《ふくちょくきん》）を同時に効率よく鍛えます。腹筋は歩く動作にも大いに関係しており、体の動作を安定させて歩行時のブレを少なくする役割がありますから、強化すれば転倒のリスクも下がります。

「かかとアゲ」は、歩くスピードを維持するふくらはぎの筋肉を鍛える体操です。ふくらはぎは〝第二の心臓〟ともいわれ、全身の血流を改善する効果も期待できます。壁を使った腕立て伏せ**「壁ドン腕立て」**では、胸や腕を中心に、日常動作をスムーズに行うための上半身の筋肉を広範囲に強化します。

うつぶせの状態で行う**「ヒコーキ」**は、背中と下半身の筋肉を同時に鍛える体操です。猫背の改善にもなるので、見た目もぐっと若返りますよ！

上半身の筋肉は、下半身にくらべると減少率は小さいのですが、それでも放っておけばどんどん衰えていきます。**転倒したときにとっさに身を守るのも上半身の筋肉の役目**ですから、しっかり強化しておきましょう。

基本編・応用編と組み合わせて実践！

ももアゲ腹筋

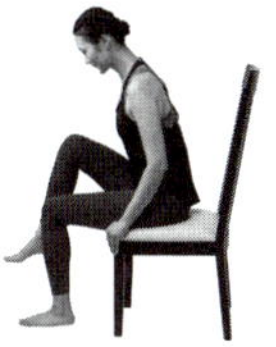

かかとアゲ

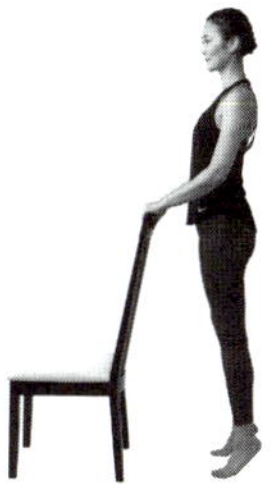

壁ドン腕立て

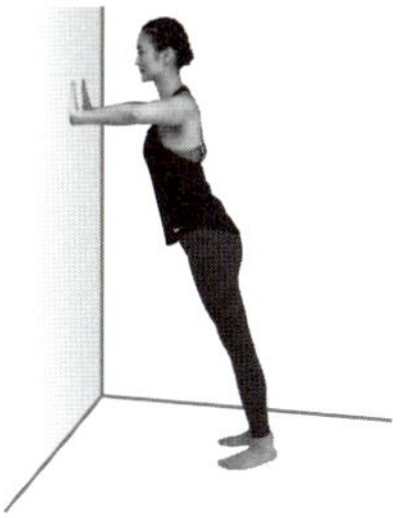

ヒコーキ

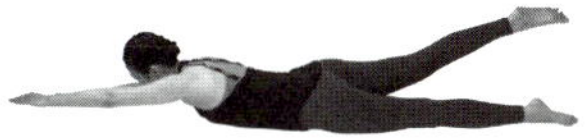

プラスα
筋肉体操
1

ももアゲ腹筋

太ももを上げる体操は、大腰筋を鍛える筋トレの代表格。これに前かがみの動きを加えて腹筋も同時に強化しましょう。

1
イスに浅めに腰かけて背すじを伸ばす

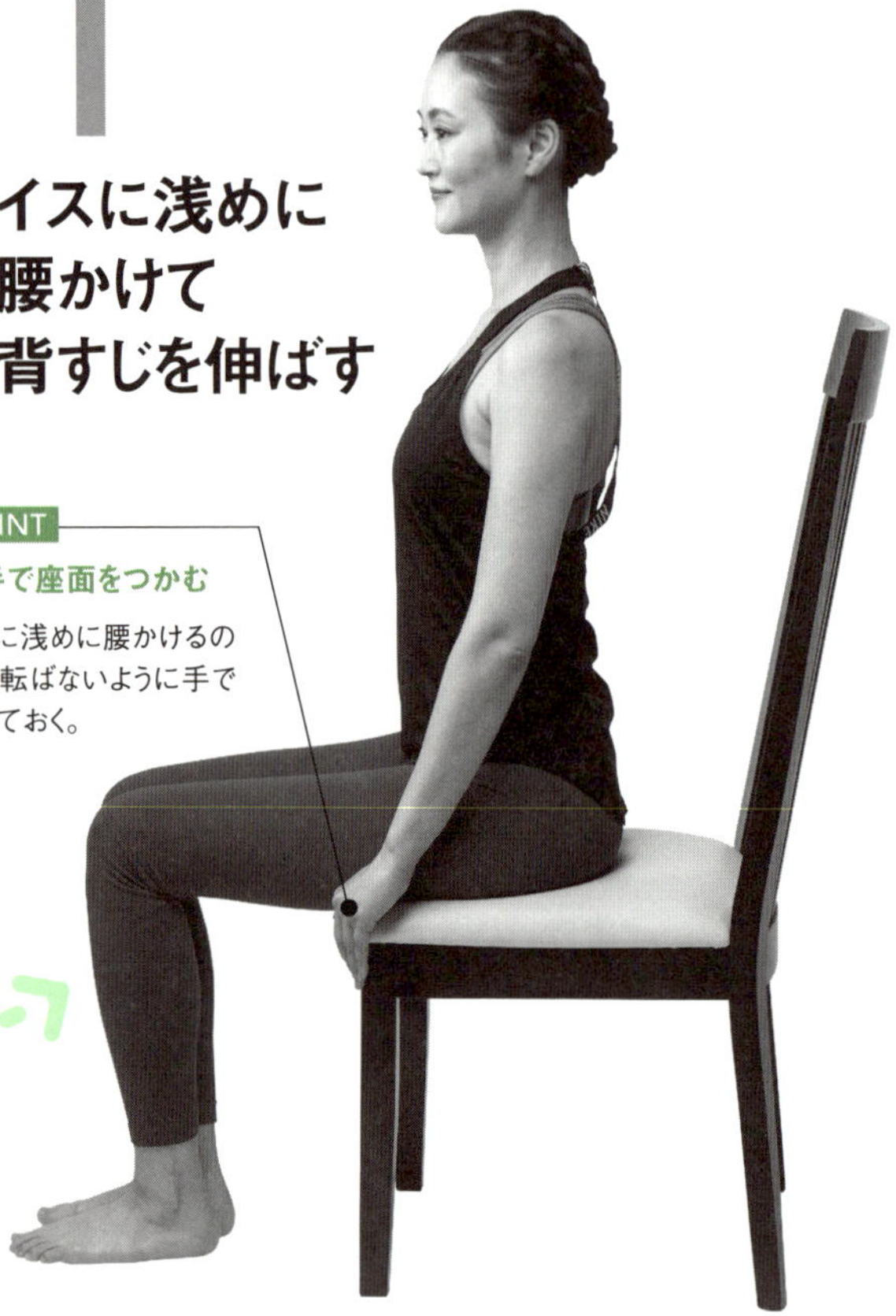

POINT

両手で座面をつかむ

イスに浅めに腰かけるので、転ばないように手で支えておく。

ココを鍛える！

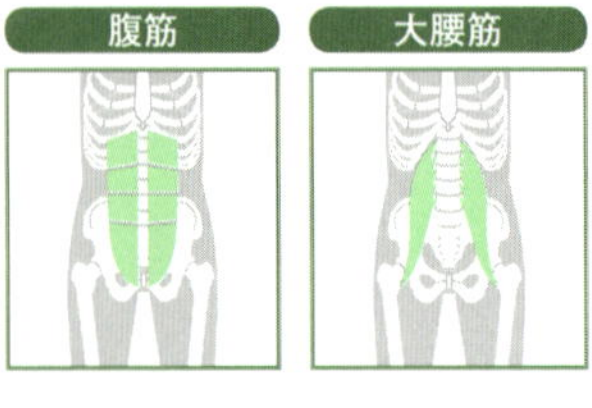

大腰筋や腹筋は、安定した歩行動作の要となる筋肉。お腹の筋肉を意識しながら行ってください。

2

片方の太ももをゆっくりと持ち上げて胸に引きつける

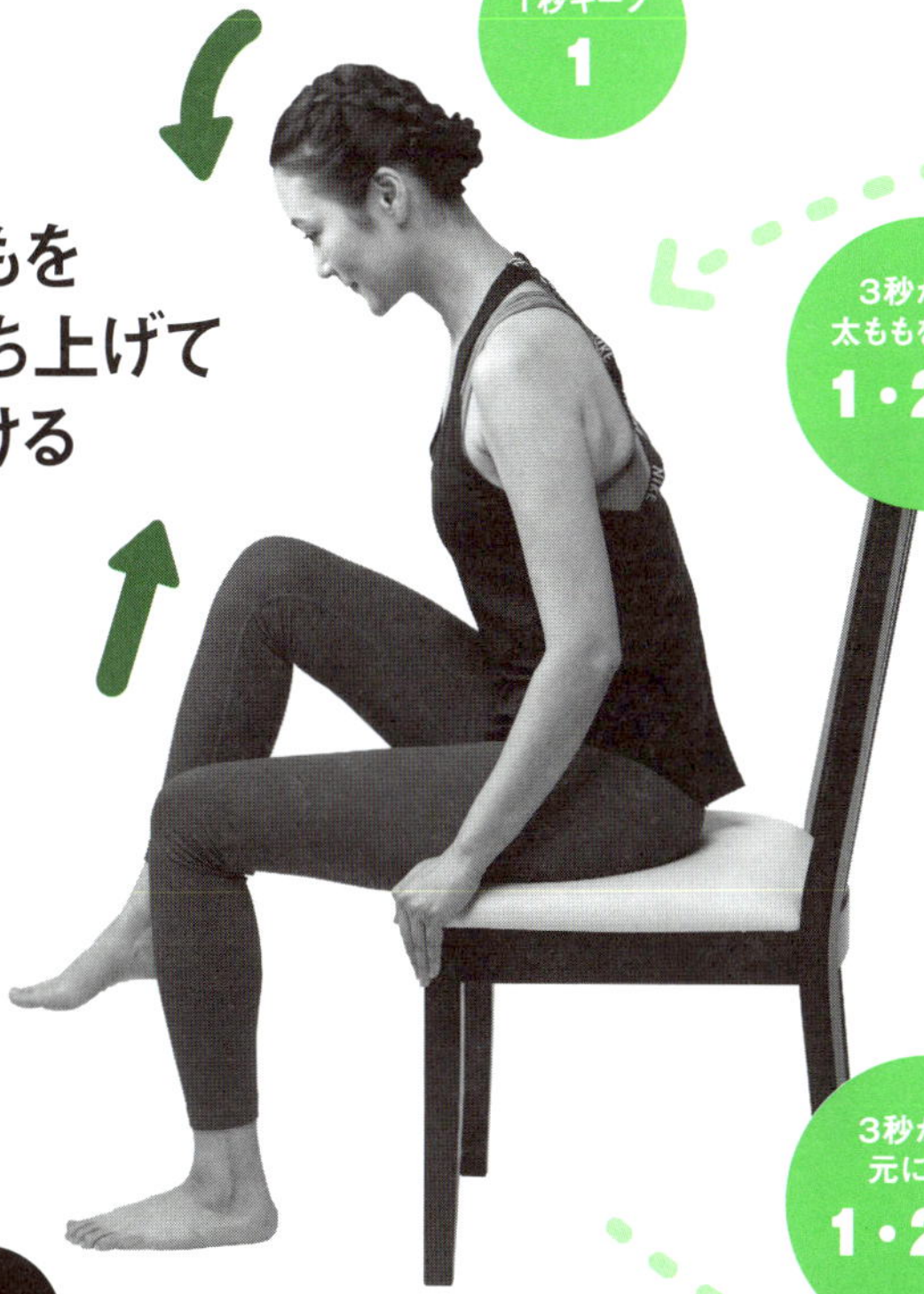

1秒キープ
1

3秒かけて太ももを上げる
1・2・3

3秒かけて元に戻す
1・2・3

POINT

ひざと胸を近づけるほど筋トレ効果アップ！

慣れてきたら、太ももを持ち上げると同時に上体をかがめて、ひざと胸をもっと近づけてみよう。

NG!

✕ ひざが外側に開く

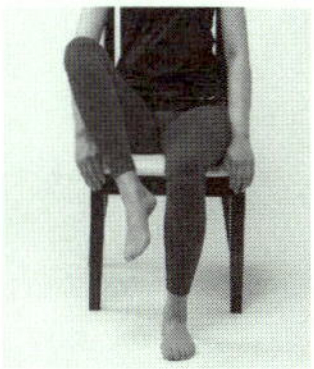

脚が開くと腹筋や大腰筋が鍛えられない。ひざを胸のほうに向けてまっすぐに引きつけることを意識して。

これがOK!

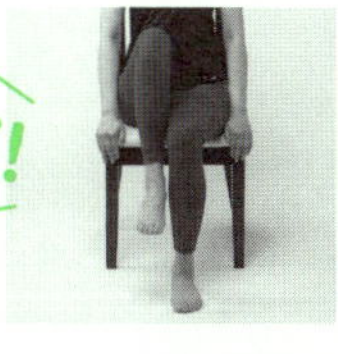

ADVICE

きつい場合は太ももだけでもOK

太ももを上げる動作だけでも十分に大腰筋の筋トレになる。

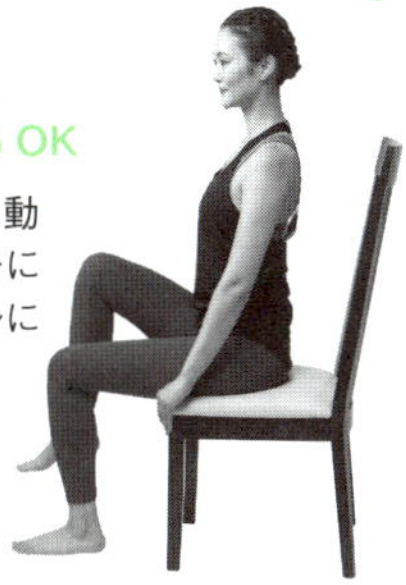

左右それぞれ10回くり返す

＊きつい場合は左右交互に10回でもOK

プラスα
筋肉体操
2

かかとアゲ

“第二の心臓”ともいわれる
ふくらはぎの筋肉を鍛える体操で
全身の血流を改善する効果も！
テレビを見ながらでもできます。

1 イスの背に手を置いてまっすぐに立つ

POINT
背すじは伸ばす
横から見たときに、耳、肩、腰、くるぶしが一直線になるように姿勢よく立つ。

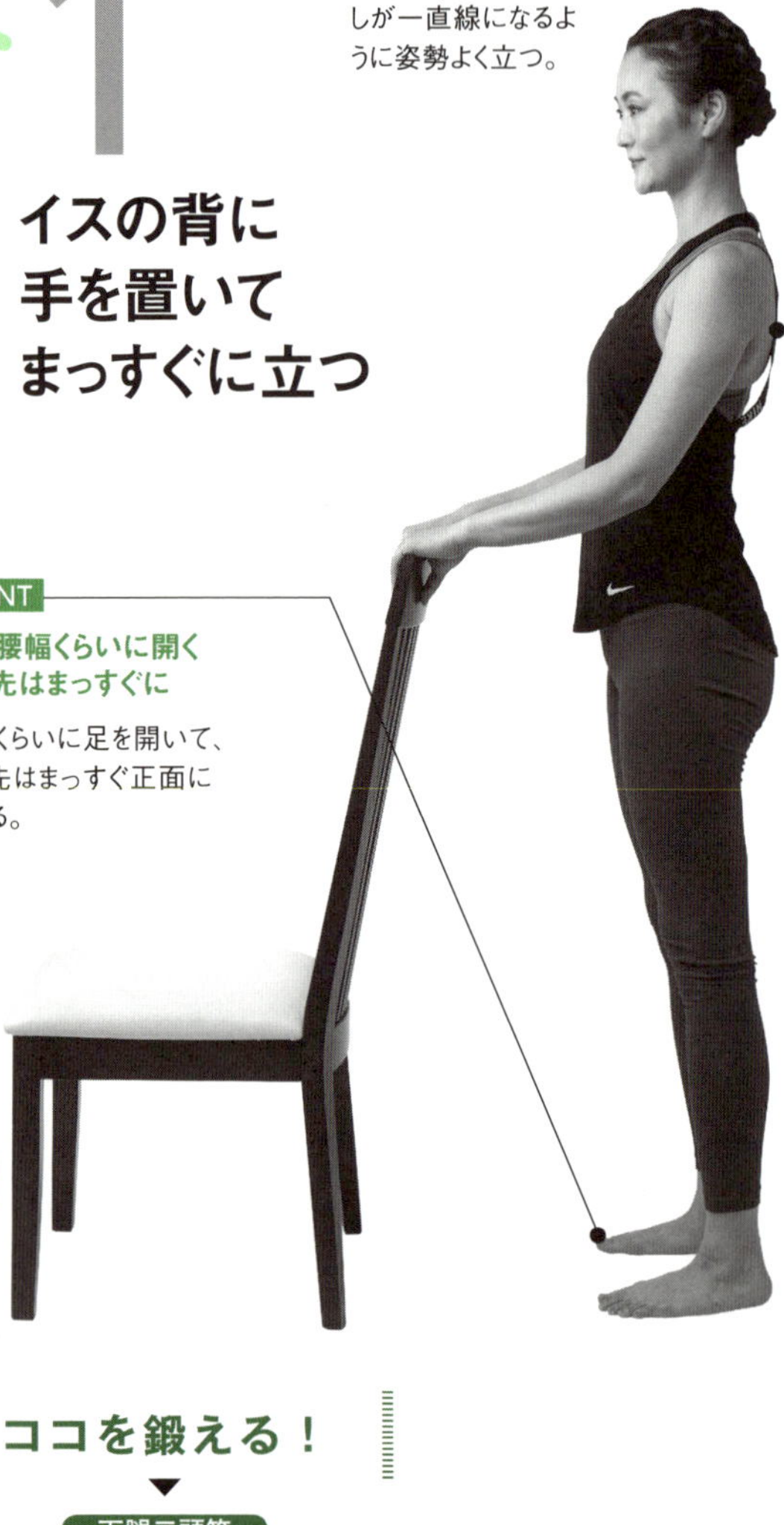

POINT
足は腰幅くらいに開く つま先はまっすぐに
腰幅くらいに足を開いて、つま先はまっすぐ正面に向ける。

ココを鍛える！

下腿三頭筋

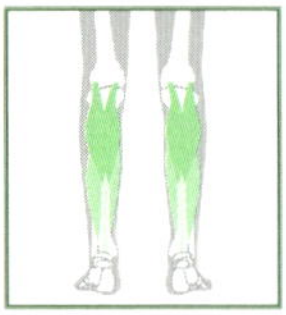

歩行時に蹴り出す力を生んでいる筋肉で、ふらつかずに安定的なスピードを維持する役割も。ふくらはぎの筋肉を意識しながら行ってください。

2

ゆっくりとかかとを上げる

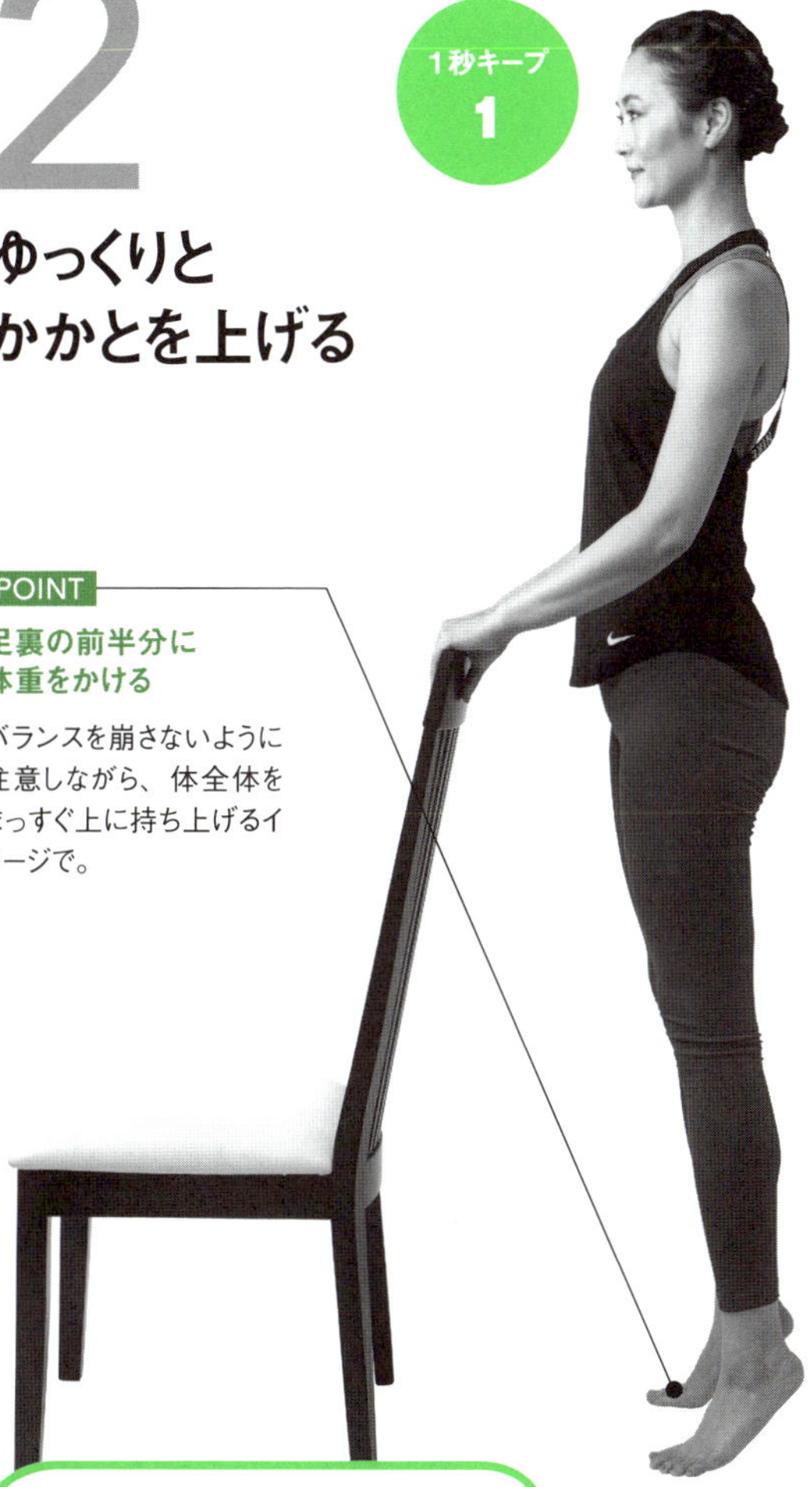
1秒キープ
1
3秒かけて
かかとを上げる
1・2・3
3秒かけて
元に戻す
1・2・3

POINT

足裏の前半分に体重をかける

バランスを崩さないように注意しながら、体全体をまっすぐ上に持ち上げるイメージで。

10回くり返す

ADVICE

かかとを床につけずに10回くり返せばさらに効果アップ！

元の姿勢に戻すときに、足を完全に着地させずに、少し床から浮かせたまま、かかとの上げ下げをすると、より強力に鍛えられる。手すりや壁に手をついて、階段などの段差を利用してもOK。転倒には十分気をつけて。

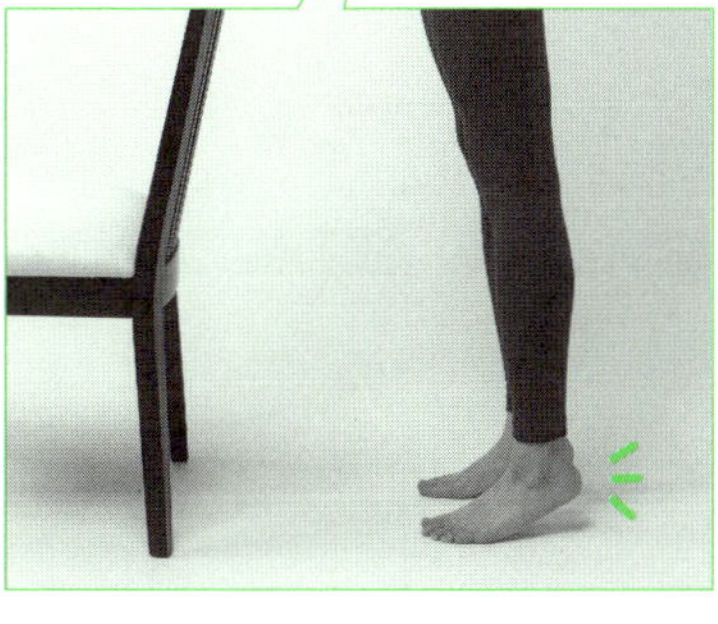

プラスα
筋肉体操
3

壁ドン腕立て

腕立て伏せに苦手意識のある人は少なくないはず。でも、壁を支えにする方法ならラクに無理なく筋トレできるんです！

1 両手を肩幅くらいに開いて壁につく

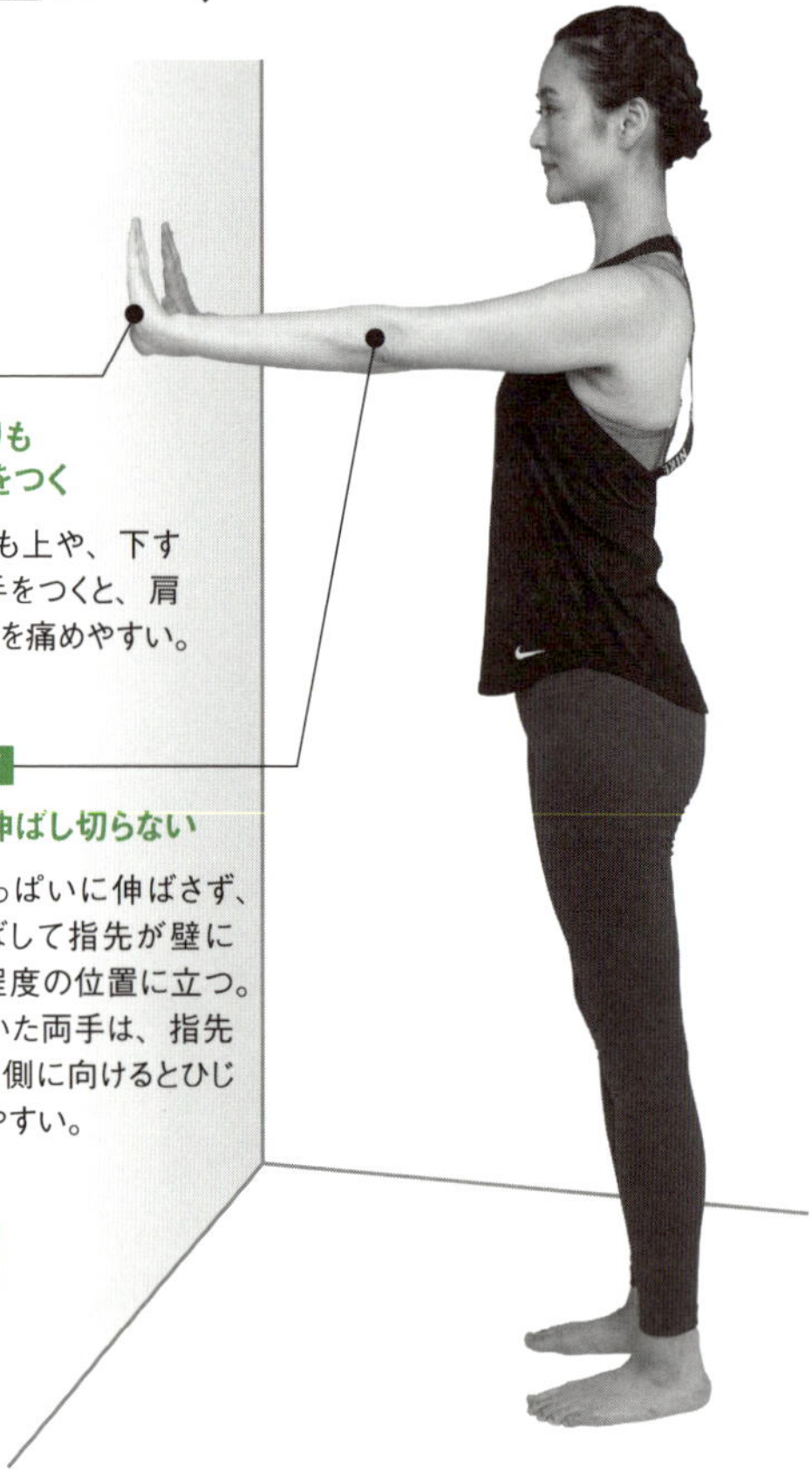

POINT
肩の高さよりも少し下に手をつく
肩の高さよりも上や、下すぎる位置に手をつくと、肩やひじ、背筋を痛めやすい。

POINT
ひじは伸ばし切らない
腕はいっぱいに伸ばさず、軽く伸ばして指先が壁に触れる程度の位置に立つ。壁についた両手は、指先を少し内側に向けるとひじが曲げやすい。

ココを鍛える！

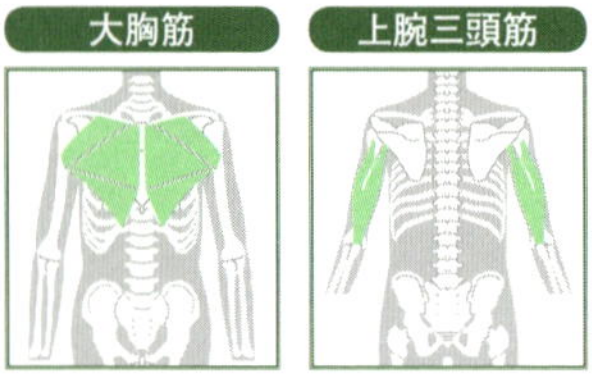

上半身の筋肉が衰えると、転んだときに、とっさに身を守ることができません。胸と、二の腕の裏側の筋肉を意識しながら行ってください。

2 ゆっくりとひじを曲げて胸を壁に近づける

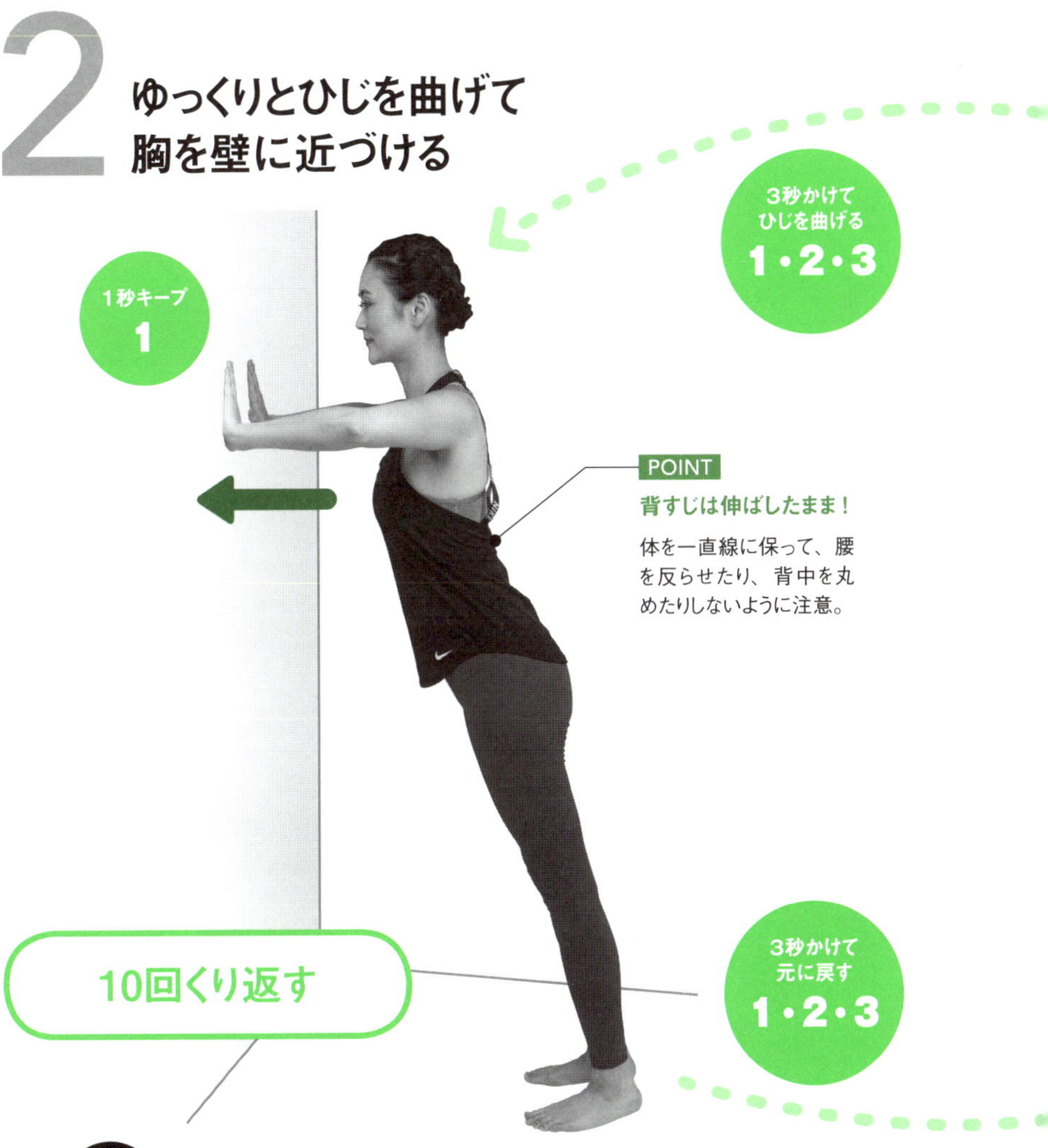

POINT

背すじは伸ばしたまま！

体を一直線に保って、腰を反らせたり、背中を丸めたりしないように注意。

10回くり返す

NG!

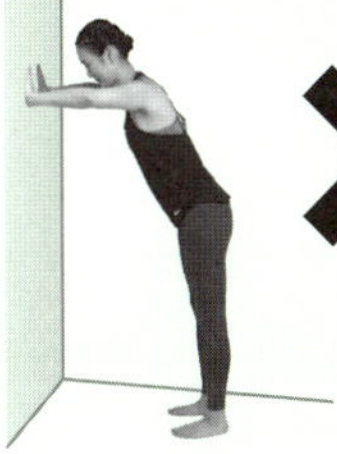

✕ 体がまっすぐになっていない

頭から足まで、体全体が常に一直線になるように保つ。

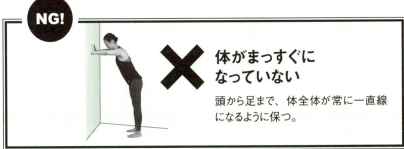

プラスα
筋肉体操
4

ヒコーキ

普段あまり意識しない
背面の筋肉を鍛える運動です。
うつぶせでできるので、起床後や
就寝前の習慣にしてもOK！

1
手と脚を伸ばして
うつぶせになる

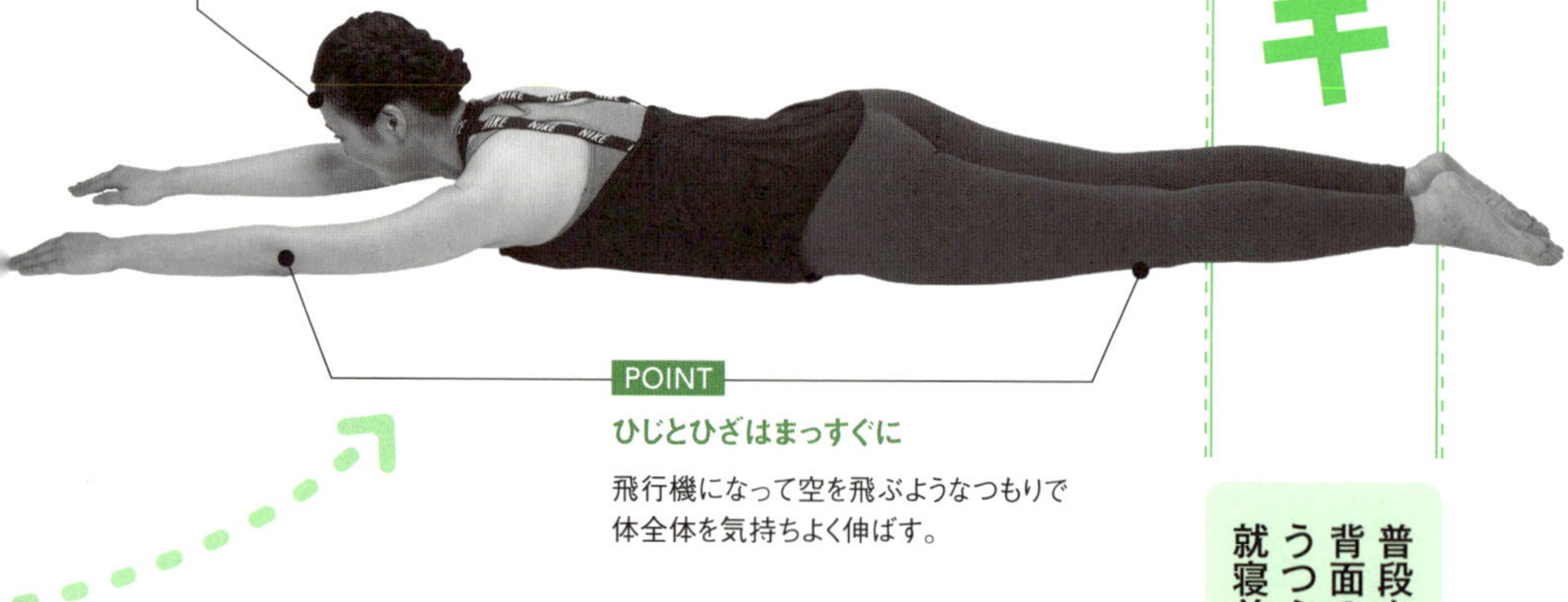

POINT
顔は上げない

顔は常に床もしくは横に向けておく。
あごを上げないようにして。

POINT
ひじとひざはまっすぐに

飛行機になって空を飛ぶようなつもりで
体全体を気持ちよく伸ばす。

ココを鍛える！

広背筋　大臀筋　ハムストリングス

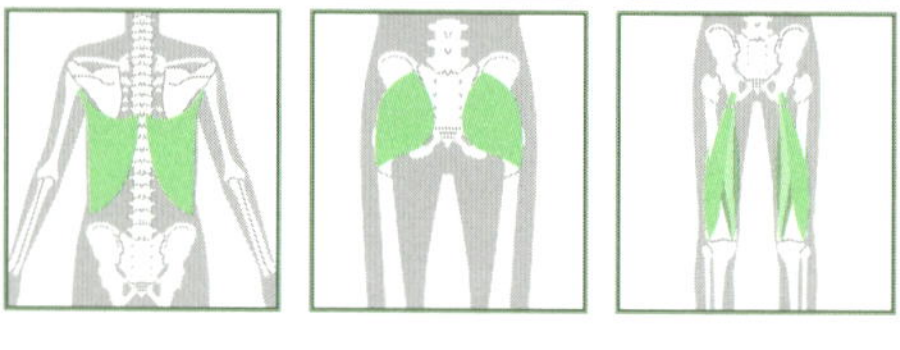

とくに背中とお尻の筋肉を意識しながら行ってください。

2

左腕と右脚をそれぞれ前方と後方にゆっくりと軽く上げる

3秒かけて
手脚を伸ばす
1・2・3

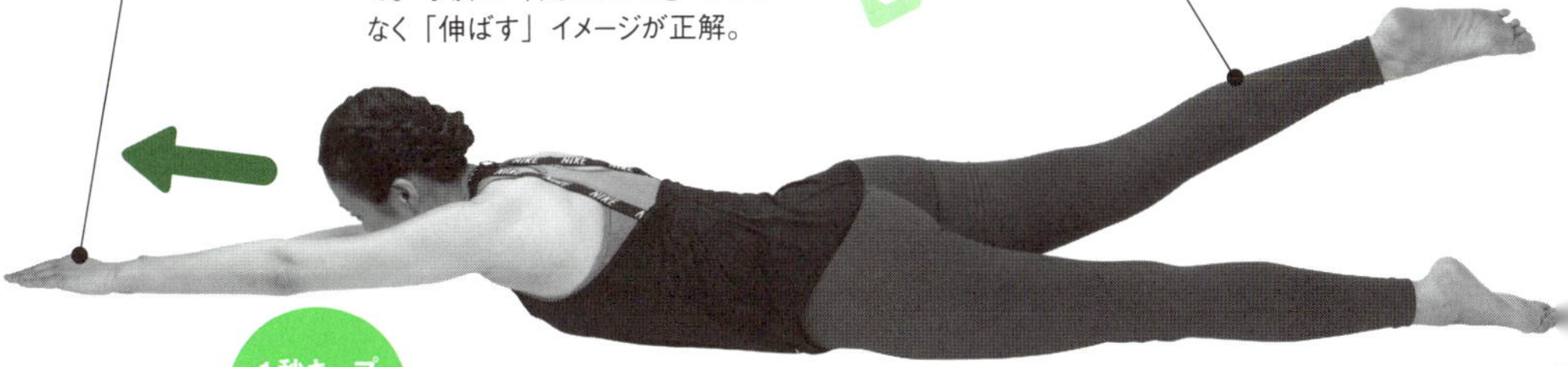

POINT

手と脚は逆側を同時に上げる

手は前に、脚は後ろに向かって、対角線に引っ張り合うような意識で。手脚は「高く上げる」のではなく「伸ばす」イメージが正解。

1秒キープ
1

ADVICE

脚だけでもOK！

きつい場合は、手の動作を省いて、脚を上げるだけにしてもよい。

3秒かけて
元に戻す
1・2・3

左右それぞれ10回くり返す

NG!

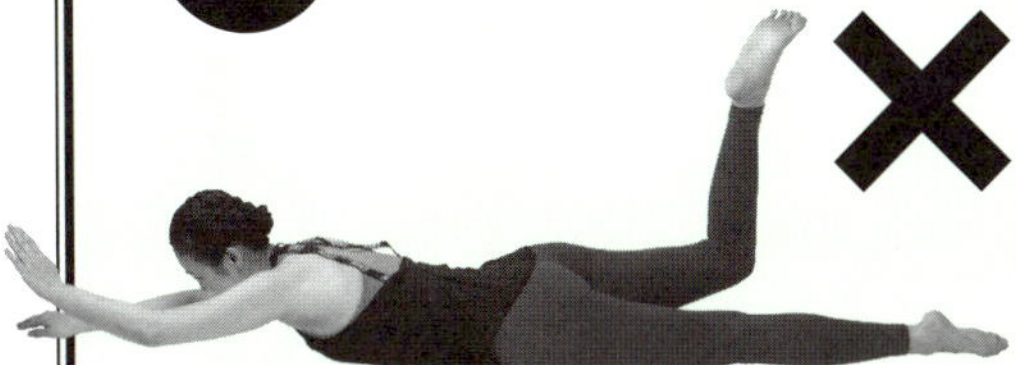

ひじ、ひざが曲がる

背面の筋肉を鍛える効果がなくなる。手脚を高く上げようとして、背中や腰が反るのもNG。

これで完璧！

筋肉体操1週間プログラム

いろいろな種目の組み合わせで
飽きずに続けられるような
1週間メニューを組みました。
スクワットはぜひ、毎回実施を！

月

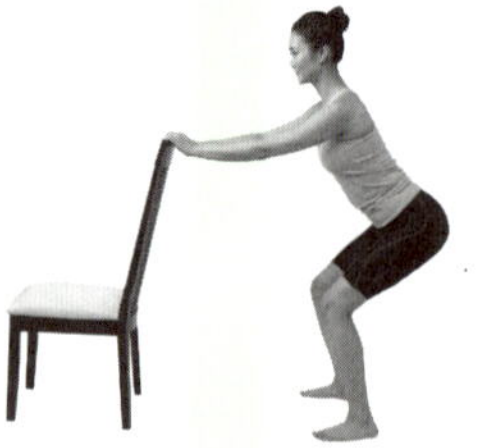

ゆるスク*

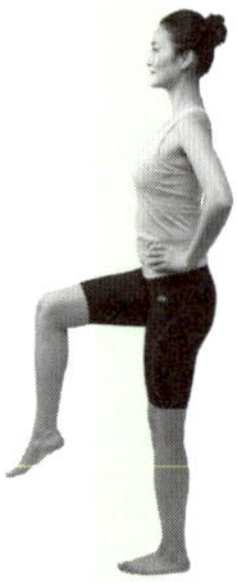

ももアゲ

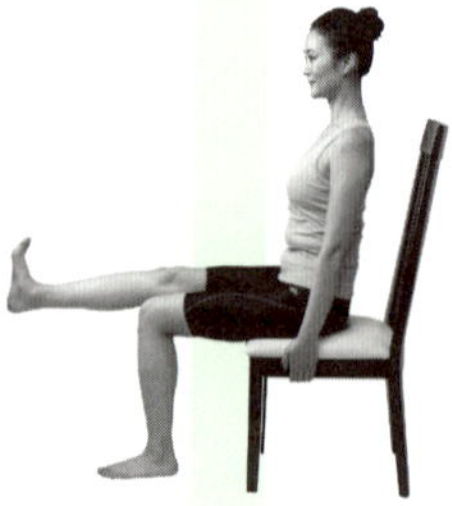

ひざのばし

上半身よりも衰えやすい下半身の筋肉を優先的に鍛える

火

休み

水

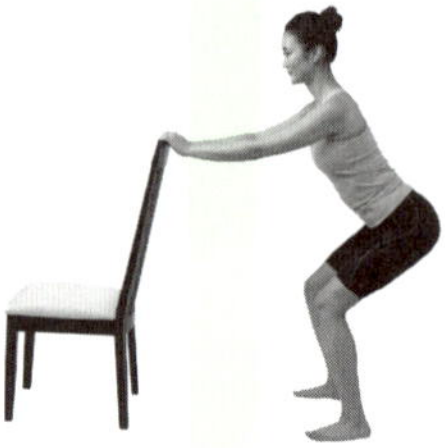

ゆるスク

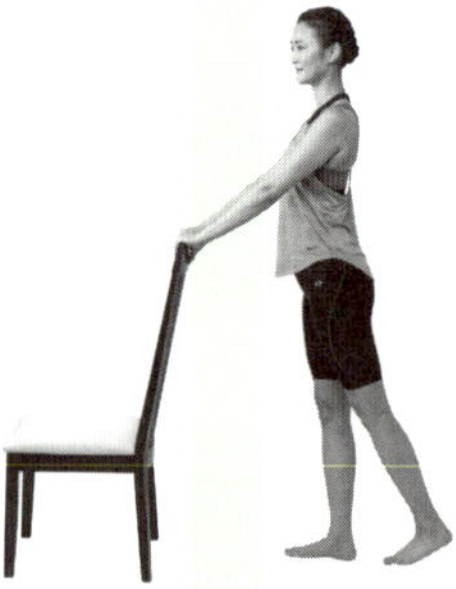

かかとキック

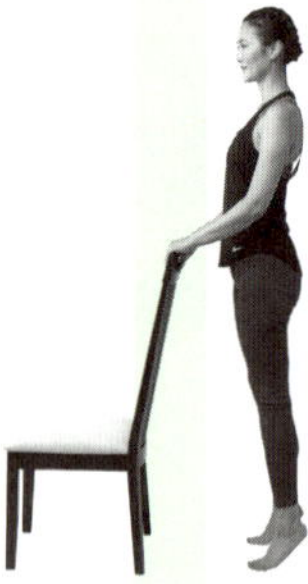

かかとアゲ

1日休みを入れて、引き続き下半身の別の筋肉を鍛える

*以下すべて、「ゆるスク」は、応用編の「深スク」でもOK

木

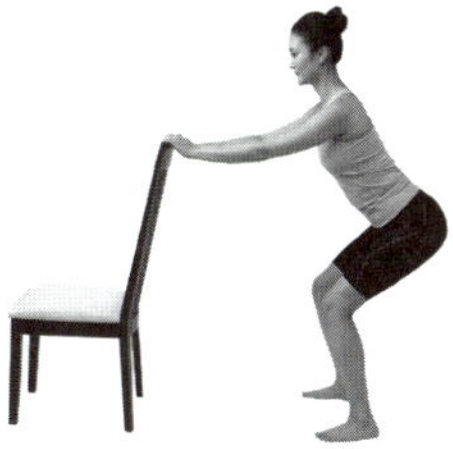

ゆるスク

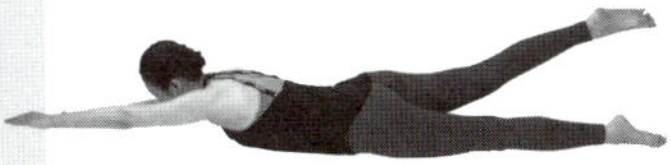

ヒコーキ

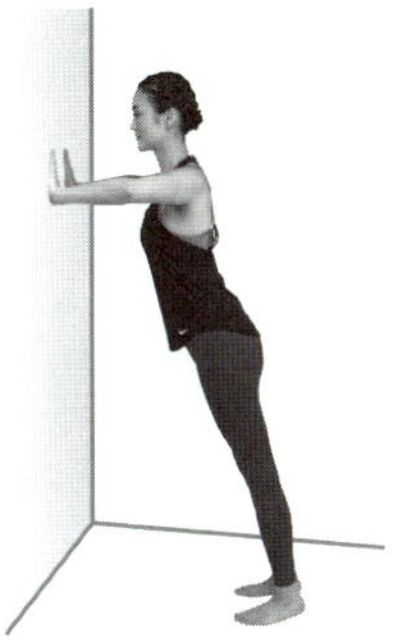

壁ドン腕立て

2日連続で行う場合、翌日は上半身の種目にして、鍛える部位を変える

金

休み

土

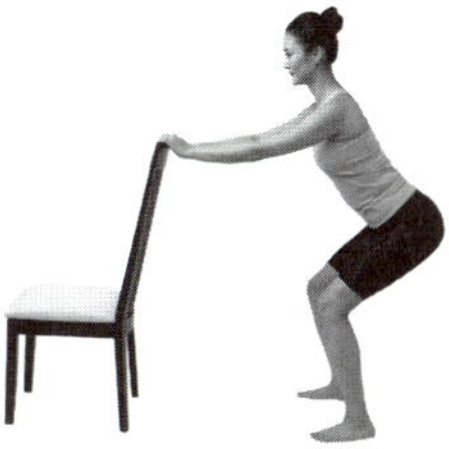

ゆるスク

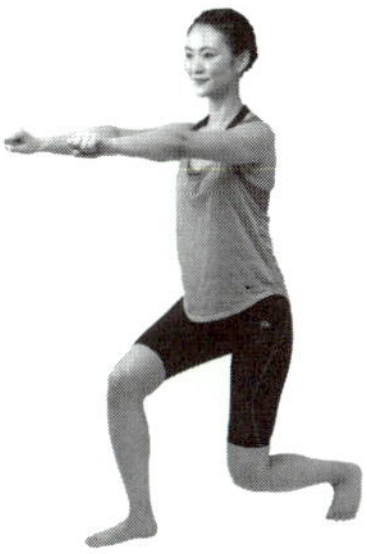

ズンチャチャ

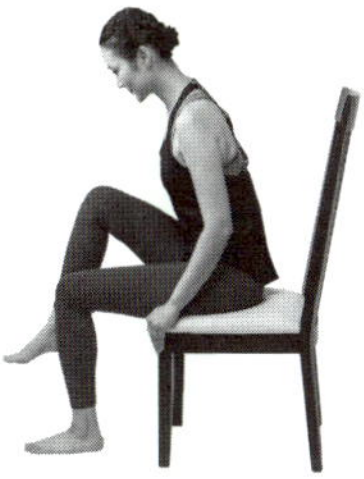

ももアゲ腹筋

週に一度は、強度の高い種目を実施。次の日は休みにする

日

休み

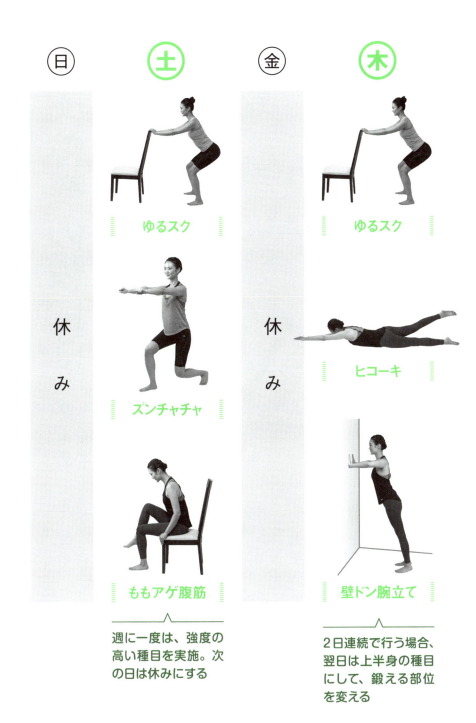

筋肉体操の後には必ずストレッチを！

体操をした後は、使った筋肉が緊張した状態になっているのでストレッチでほぐしましょう。体操の前に行えばケガ予防にも。

下半身

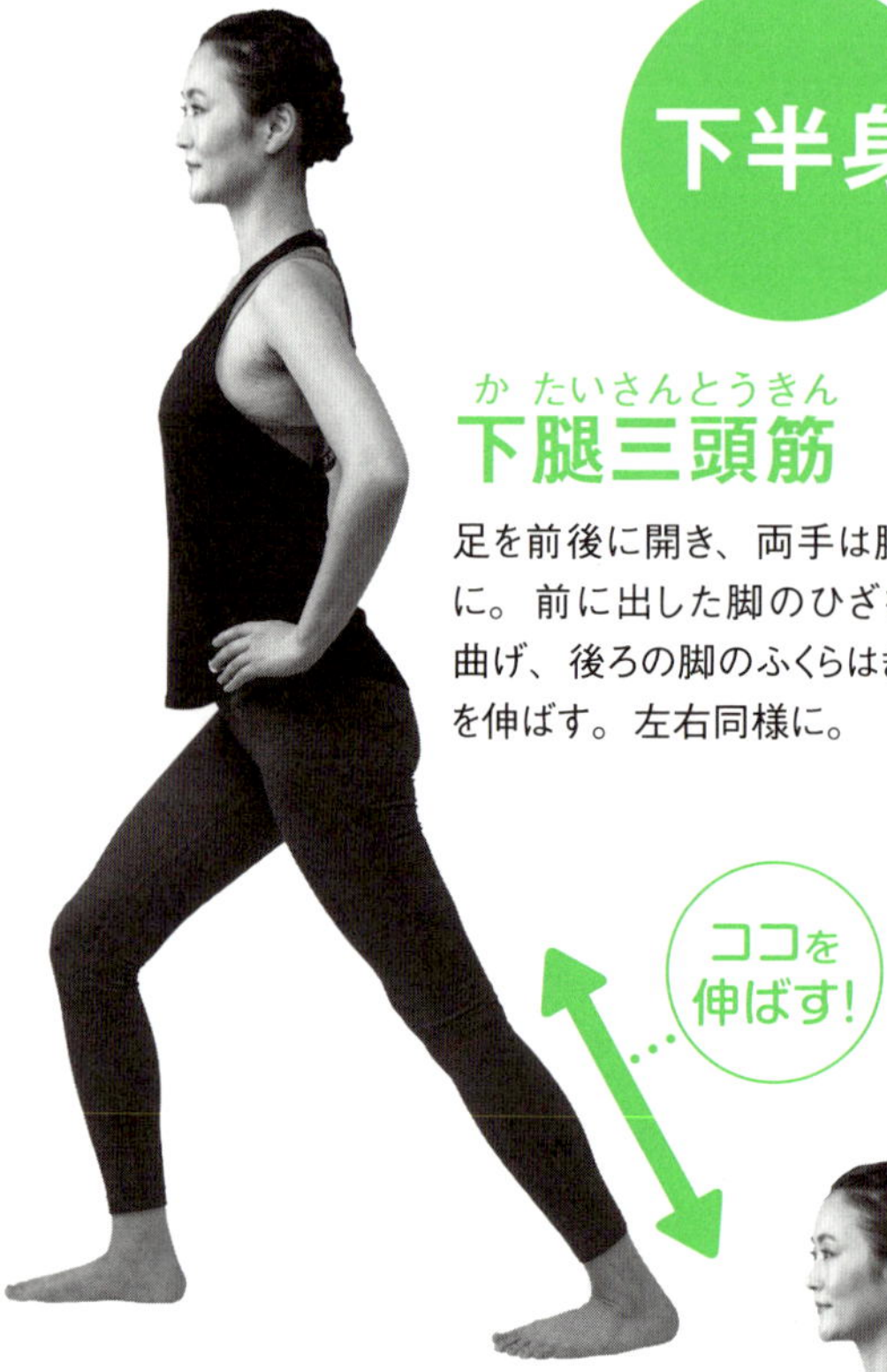

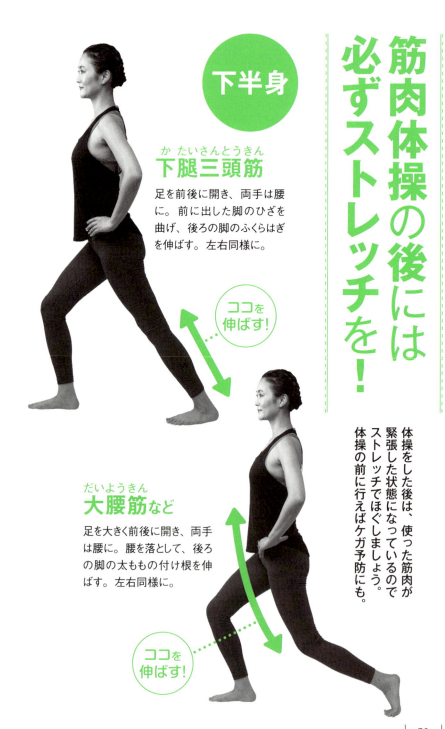

下腿三頭筋《かたいさんとうきん》

足を前後に開き、両手は腰に。前に出した脚のひざを曲げ、後ろの脚のふくらはぎを伸ばす。左右同様に。

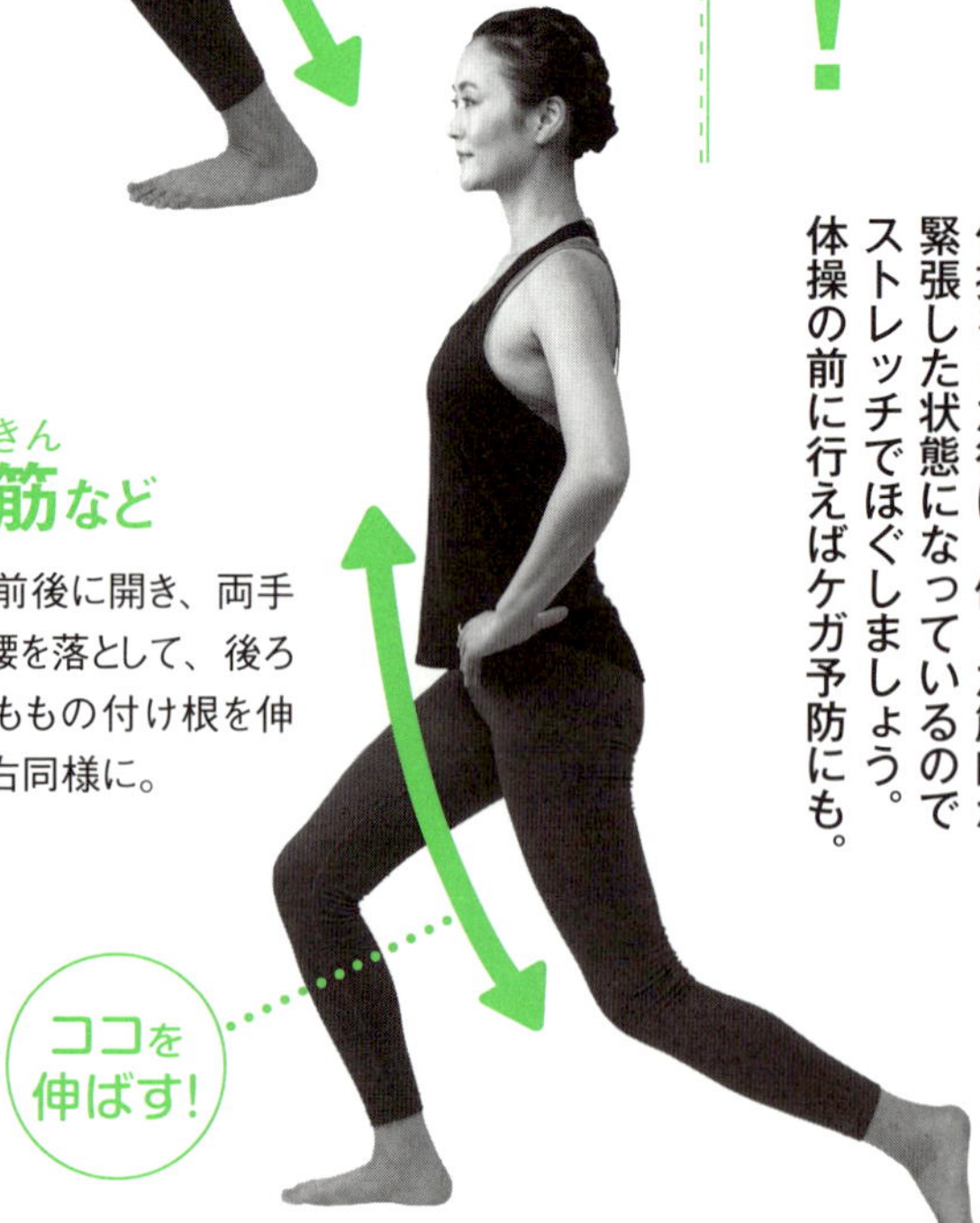

大腰筋《だいようきん》など

足を大きく前後に開き、両手は腰に。腰を落として、後ろの脚の太ももの付け根を伸ばす。左右同様に。

ハムストリングス

足を前後に開き、両手は太ももの付け根あたりに。腰を落とし、前に出した脚の太ももの後ろ側を伸ばす。左右同様に。

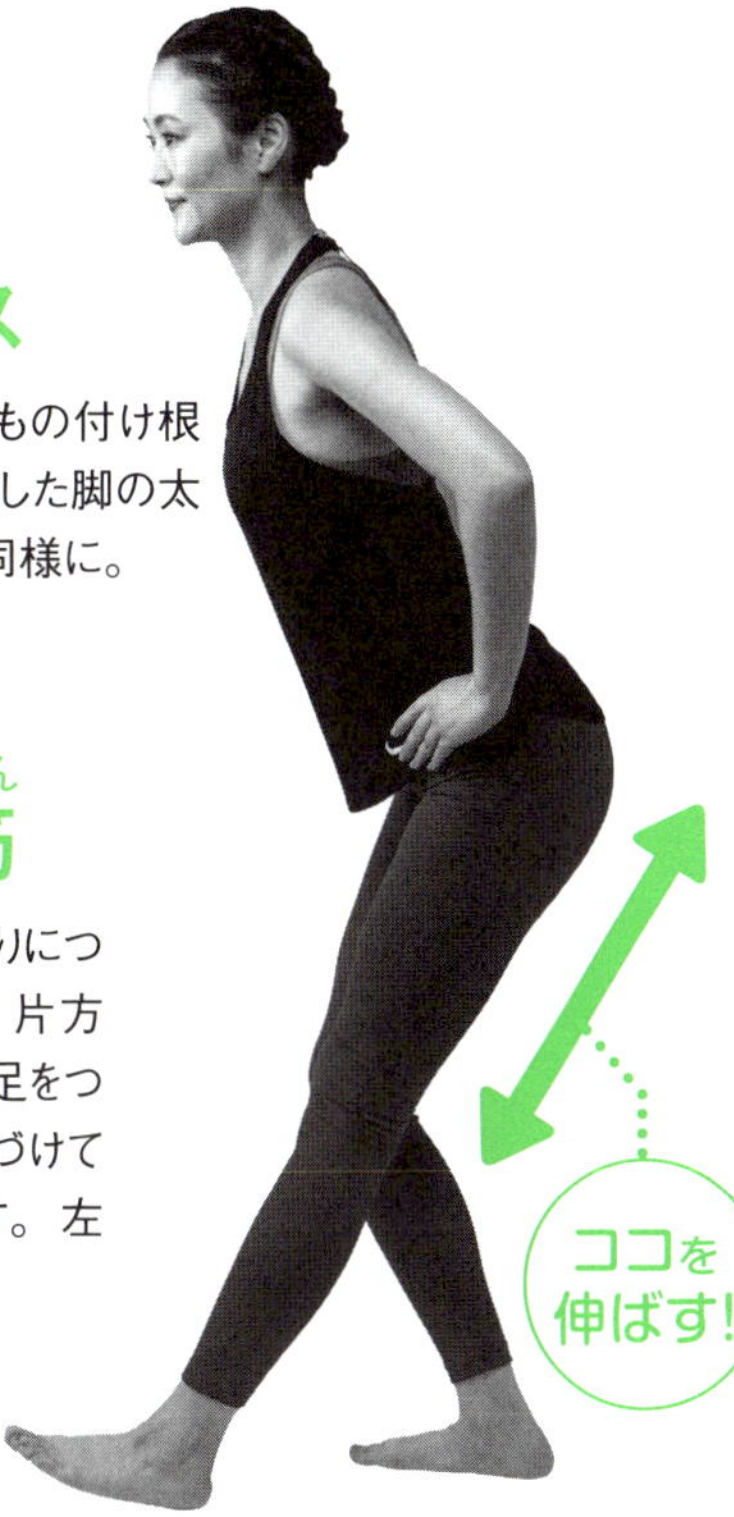

大腿《だいたい》四《し》頭筋《とうきん》

安全のために壁や手すりにつかまり、片脚で立つ。片方のひざを曲げて、手で足をつかみ、そのまま腰に近づけて太ももの前側を伸ばす。左右同様に。

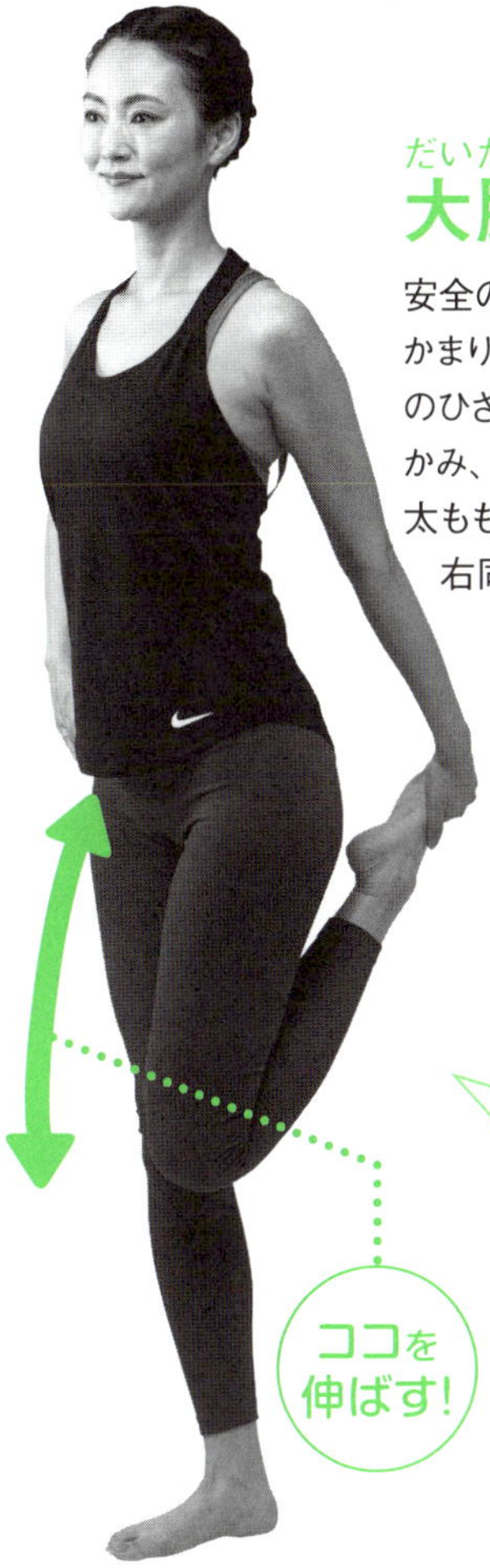

＼イスに座ってもOK!／

片手でイスの座面をつかみ、片側のお尻だけで浅く座る。もう片方の脚はイスの外に出し、ひざを曲げて、手で足をつかむ。そのまま腰に近づけて太ももの前側を伸ばす。

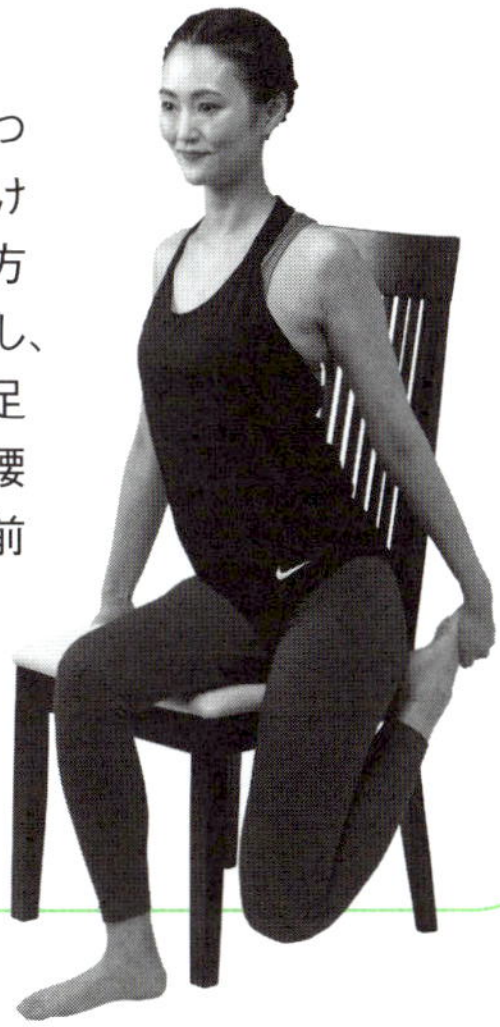

上半身

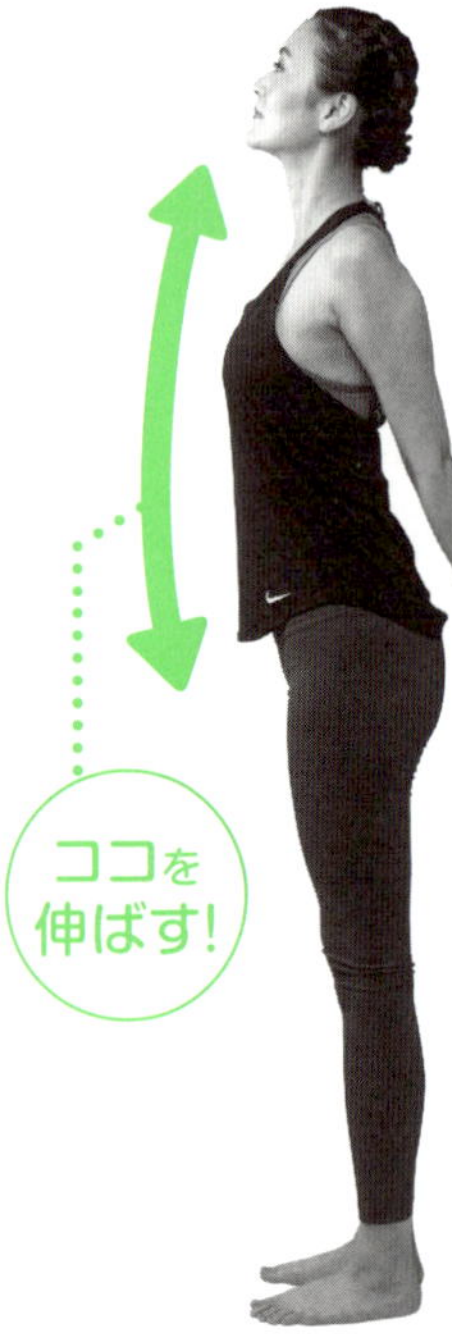

肩甲骨《けんこうこつ》を寄せる

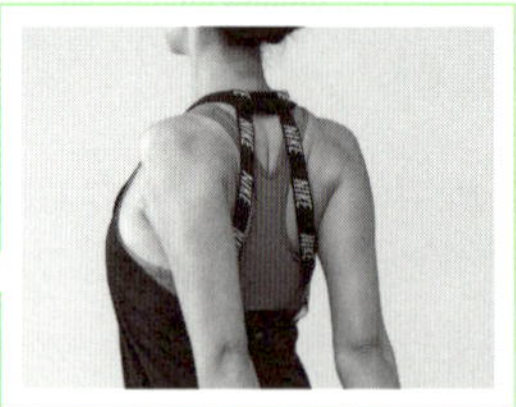

大胸筋《だいきょうきん》／腹筋

足は少し開く。肩甲骨を寄せて手を体の後ろで組み、胸の前を伸ばす。体を少し後ろに反らせるようにすると腹筋もほぐれる。

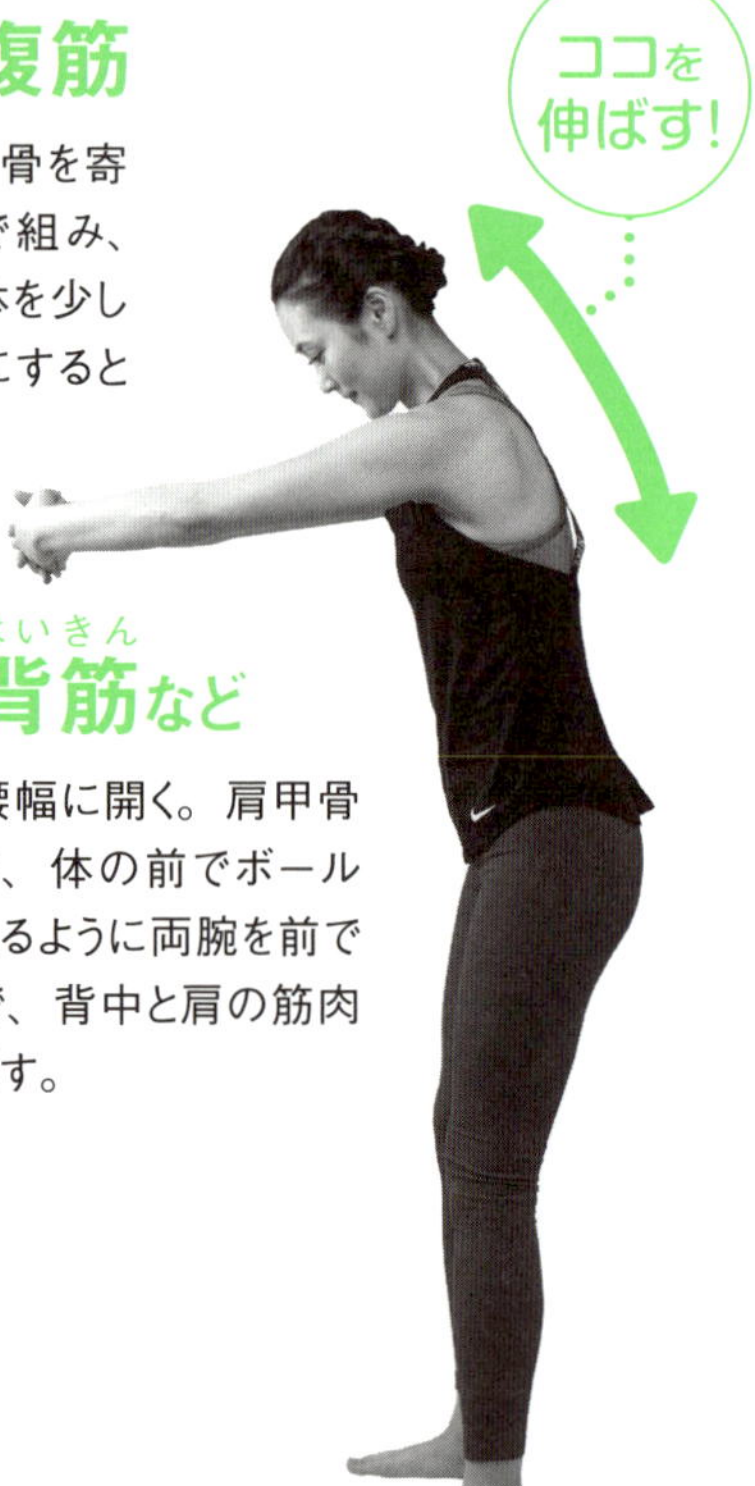

広背筋《こうはいきん》など

足は腰幅に開く。肩甲骨を開き、体の前でボールを抱えるように両腕を前で組んで、背中と肩の筋肉を伸ばす。

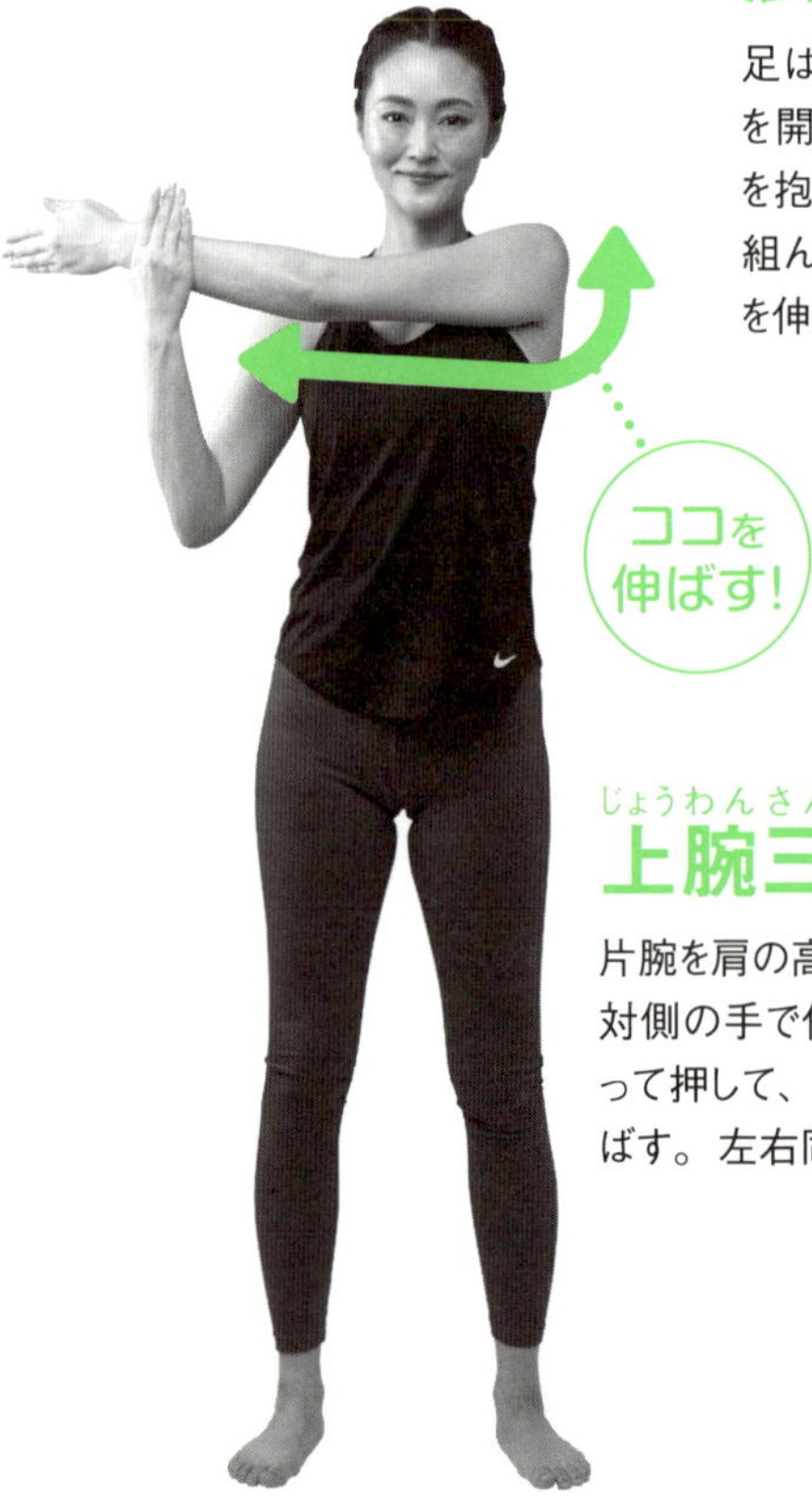

上腕三頭筋《じょうわんさんとうきん》など

片腕を肩の高さで真横に伸ばす。反対側の手で伸ばした腕を後ろに向かって押して、肩と二の腕の筋肉を伸ばす。左右同様に。

4章

歩く速度を
変えれば若返る！

健康長寿のためには筋トレだけでなく
ウォーキングなどの有酸素運動も必要不可欠。
体にいいウォーキングの「正解」を
Q&A形式でわかりやすく解説します。

筋肉体操とウォーキングの2本柱で寝たきりや認知症をブロック！

一口に「運動」といっても、実は、その種類によって健康効果がまったく異なります。7秒筋肉体操は**無酸素運動**と呼ばれる種類の運動で、シニアにおいては、筋肉の衰えを防いでサルコペニアを予防する効果があります。

一方、ウォーキングに代表される**有酸素運動**は、エネルギー代謝や血管の機能といった循環器系の働きを上げて、動脈硬化を予防したり、肥満を解消したりする効果があります。これによって生活習慣病が遠ざかり、脳卒中、脳梗塞、心筋梗塞などによる「突然死」のリスクが下がります。

無酸素運動と有酸素運動。この2つは、**老化を防ぎ、病気を遠ざけて健康寿命を延ばすための運動の両輪**だということを肝に銘じてください。

ウォーキングだけでも
筋肉体操だけでもダメ！
２つを習慣化しよう

有酸素運動には、ジョギング、水泳、サイクリング、エアロビクスなどいろいろな種目がありますが、手軽さや、続けやすさではやはりウォーキングがいちばん。正しいやり方にこだわりすぎず、ぜひ「日常のなかでこまめに歩く」という意識をもってください。

ただし、健康効果を得るためには、いくつかのポイントがあります。次のページから、ウォーキングのコツをQ&A形式で解説していきましょう。

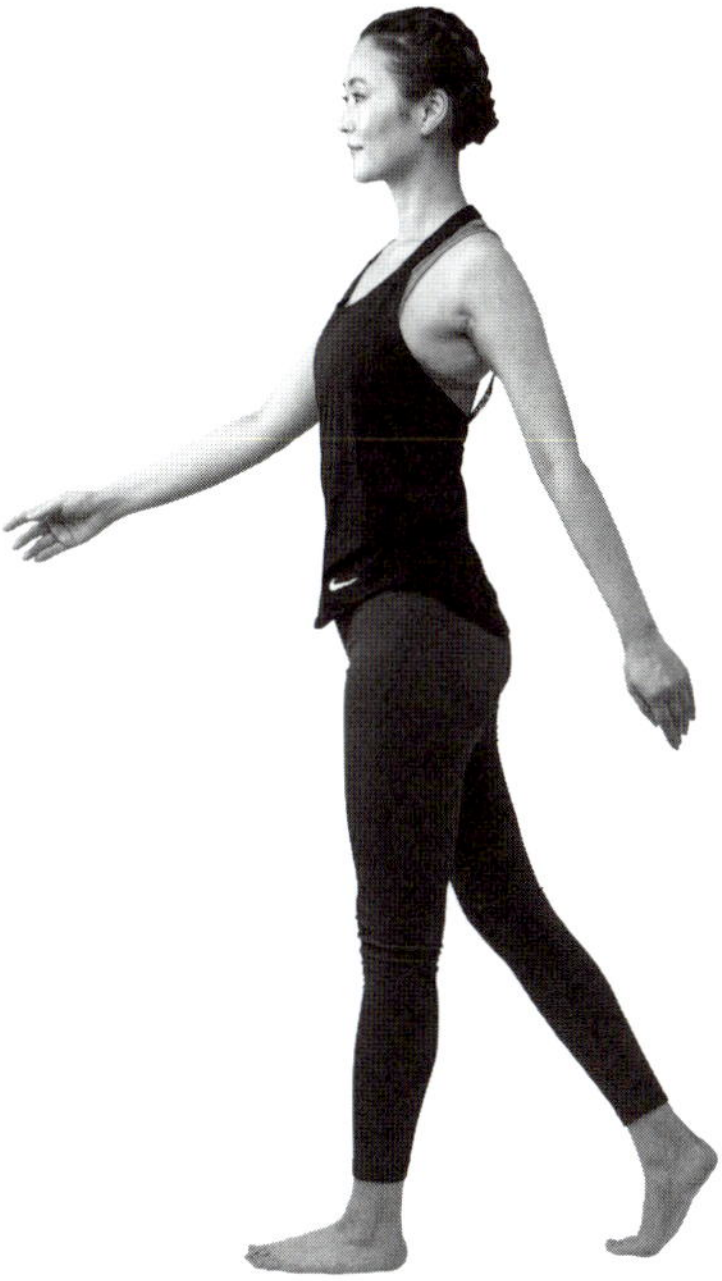

正しい歩き方やフォームにこだわるよりも、「こまめに歩いて歩数を稼ぐ」という意識でOK！

QUESTION 1

運動は、ウォーキングだけではいけませんか？筋肉体操も必要ですか？

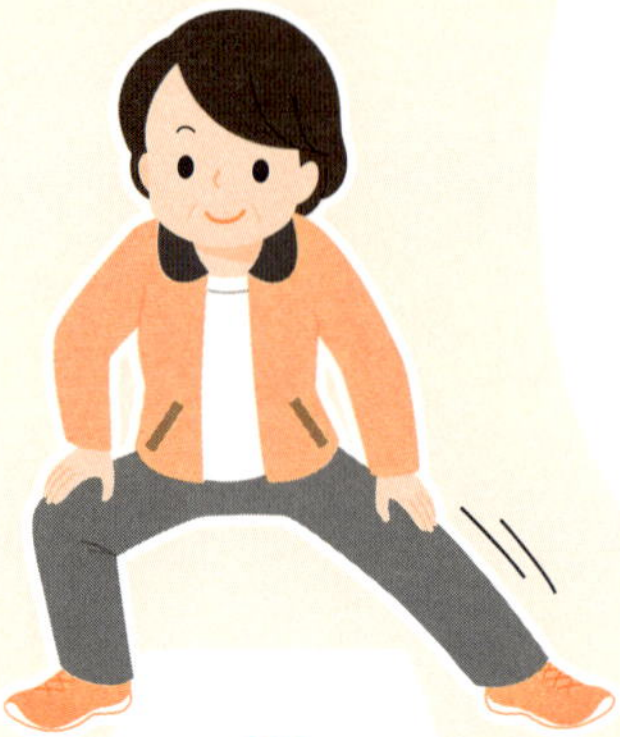

ANSWER

2つの運動を組み合わせれば健康長寿は万全！

たとえ毎日1万歩以上歩いたとしても筋トレをしなければ筋肉は減っていく

82〜83ページで解説したように、**健康長寿のための運動は「筋トレ」と「有酸素運動」の2本柱が鉄則**です。

世の中には〝ウォーキング神話〟のようなものがあって、「歩くことは体にいい。運動はウォーキングさえしていれば十分」と考える人も大勢います。しかし、残念ながらこれは誤り。**足腰の筋肉も、ウォーキングだけでは鍛えることができず、サルコペニア対策、寝たきり予防としては不十分です。**これは、エビデンスのある事実です。

毎日1万歩以上を歩いていても、1日3000歩くらいしか歩かない人と同じような割合で筋肉量は減っていきます。ウォーキングは万能ではありません。ちなみに、ジョギングにも同様のことがいえます。私たちの研究では、ジョギング習慣のある70歳代と、運動習慣のない70歳代の筋肉の太さは、ほとんど変わりませんでした。

ウォーキングと7秒筋肉体操をあわせて実践し、その習慣を続けることが大切です。

QUESTION 2

最低限これだけは歩こう！という目標歩数は？

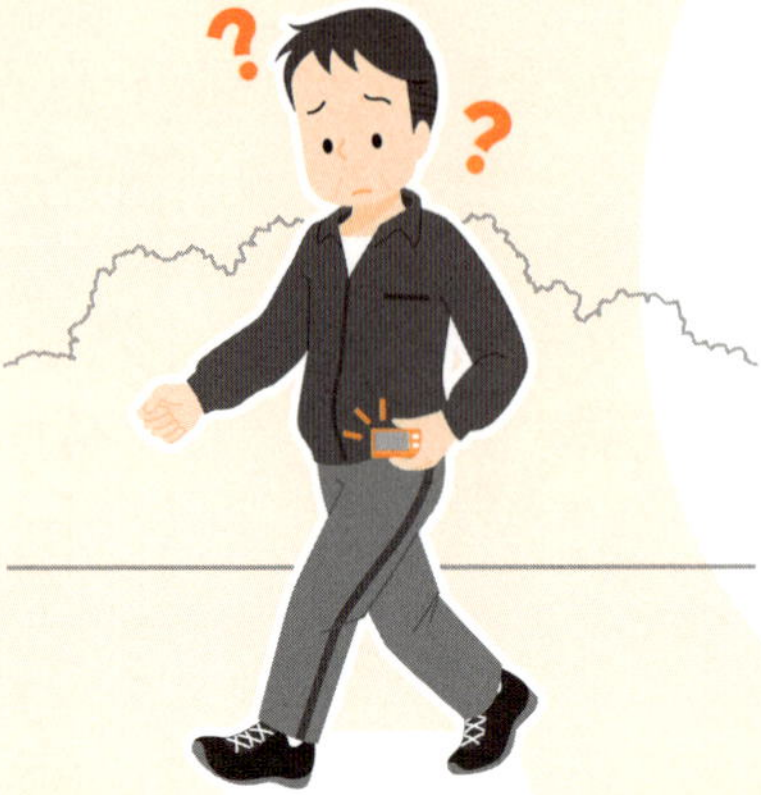

ANSWER

1日7000〜8000歩、週に合計5万歩以上を目標に！

ウォーキングは〝歩きだめ〟ＯＫ！ １週間トータルで帳尻が合えばいい

エビデンスにもとづく目標歩数は、**65歳未満は１日８０００歩、65歳以上は１日７０００歩**です。ただし、これは「毎日必ず７０００〜８０００歩を歩きましょう」ということではありません。「平均歩数」が１日あたり７０００〜８０００歩になればＯＫ。時間のある日に〝歩きだめ〟をするのでも結構です。４０００歩しか歩かない日があったなら、別の日に１万歩以上歩くなどして、**１週間のトータルが５万〜６万歩**を目標にしましょう。

なかには、「その数字はハードルが高すぎる！」というケースもあるかもしれません。地方在住で、どこに行くにも車移動が習慣になっている方などは、自分の足で歩く機会が本当に少ないようです。いきなり高い目標を掲げると挫折してしまいますから、まずは、**現状の歩数から２０００〜３０００歩ほど増やす**ことを目指してください。この数字にもエビデンスがあり、10万人を対象とした研究データから、体力の改善効果が見込まれるラインとして導き出されたものです。

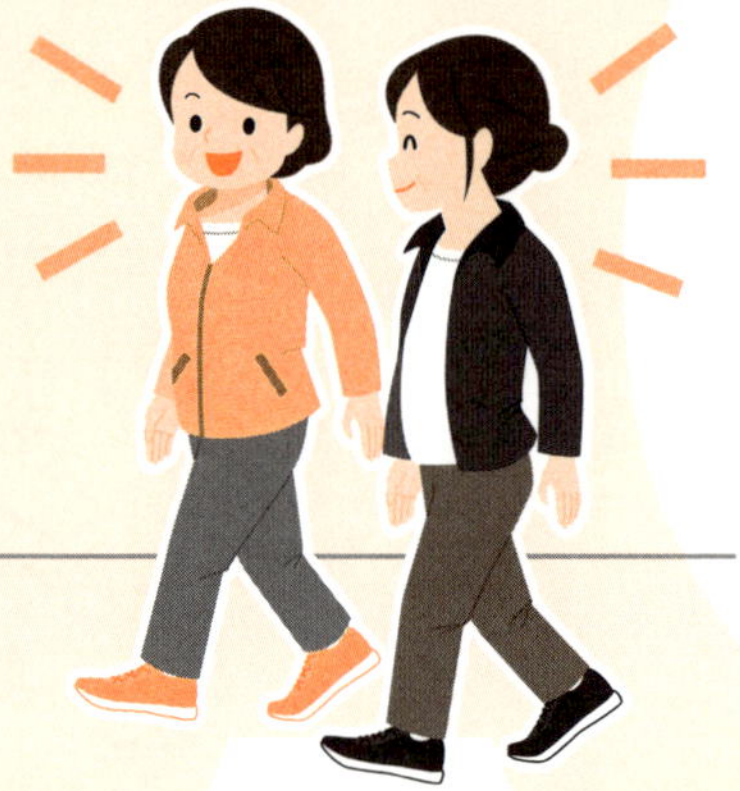

QUESTION 3

ダラダラ歩きやゆったり散歩では効果がありませんか？

ANSWER

体力や足腰に不安がなければ10分あたり1000歩を目安に速歩きをしてみてください！

「元気で長生き」したいなら スタスタと歩く能力も維持すべし

私たちの研究データでは、速歩きをしている人のほうが肥満が改善しているという結果がでています。太り気味の人に限らず、**長生きして、ずっと元気に生活するためには日常の歩く速度を低下させないことも重要です。**日常の歩行でも、無理のない範囲で歩くスピードを意識してみてください。

ところで、速歩きとはどのくらいのスピードを指すのでしょうか。年代や体力レベルによっても違うため、万人に共通する数字で示すのは難しいのですが、シニアの場合は**「10分あたり1000歩とちょっと」**くらいが目安になります。もしくは、**「軽く息が弾む程度」「歩きながら会話ができるくらい」**の速度です。

ただし、普段ほとんど歩かないような人なら、ダラダラ歩きでも効果がありますし、要介護の方なら、自力で立ったり、散歩に出かけたりするだけでも運動になります。速歩きにこだわりすぎず、自分に合ったレベルに応じて体を動かすようにしてください。

QUESTION
4

「ウォーキングは30分以上続けないと意味がない」って、本当ですか？

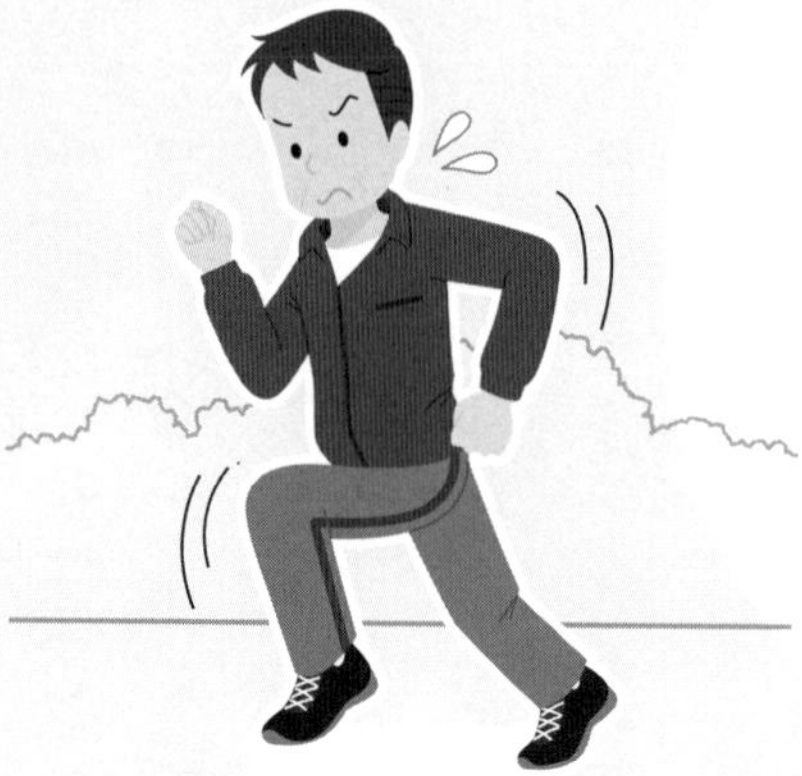

ANSWER

そんなことはありません。
仕事や家事のスキマ時間にチョコチョコ歩きで
歩数を稼ぐのでも効果は同じ！

歩数は「足し算」で考える
トータルで目標を達成できればOK！

「有酸素運動はある程度の時間、連続して行わないと意味がない」と考えている人もいるようですが、決してそんなことはありません。

それどころか、10分の歩行を3回行うのと30分連続で歩くのとでは、健康改善効果は変わらないという研究結果もあります。これはウォーキングによる体重減少の効果を調べた研究ですが、ほかの要素についても、**「こま切れ歩き」がマイナスになることはない**というのが科学的な結論です。

86～87ページで目標歩数について解説した内容とも関連しますが、**歩数は「足し算」で考える**のが正解。30分や1時間など、ウォーキングのためにまとまった時間をとらずとも、買い物の10分で1000歩、15分の散歩で1500歩……と、こま切れに歩くやり方でまったく問題ありません。仕事や家事の合間のスキマ時間をどんどん利用し、屋内でもこまめに体を動かして、「チリも積もれば山となる」の作戦で歩数を稼ぎましょう。

QUESTION
5

ひざに痛みがある場合はどうしたらいいですか？

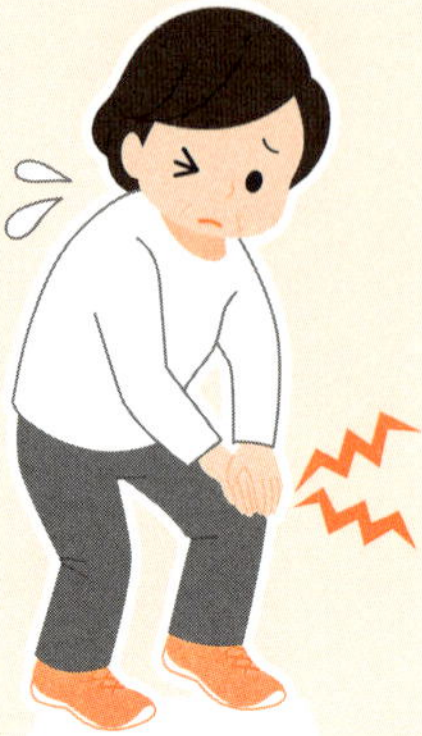

ANSWER

太ももの筋力をつけることで痛みの緩和や予防ができます。まずは、無理のない範囲で筋肉体操を実践しましょう！

筋肉はひざや腰を守る天然のコルセット まずは筋肉体操に取り組もう

ひざや腰に痛みがある場合は、**ウォーキングよりも筋肉体操を優先**してください。

そもそも、**ひざ痛や腰痛などの原因は筋肉の衰えであることが多い**のです。また、腹筋や背中の筋肉が衰えると猫背になり、腰痛や肩こりを引き起こします。筋肉には関節を支える役目もありますから、筋肉の衰えは関節の負担増につながり、軟骨のすり減りなどの不具合を招きやすくなるのです。

筋肉が強化されれば、関節の痛みの緩和や予防になります。まずは筋肉体操で筋力をつけることからはじめましょう。

痛みがあるからといって、まったく体を動かさないでいれば要介護・寝たきり生活にまっしぐら。「廃用《はいよう》」といって、**人間の体は使わない部位がどんどん衰えていきます。**長期入院などで安静状態が続くと筋肉が細くなるのは、その代表例です。医師に運動を止められている人でない限り、無理のない範囲で体を動かすようにしてください。

QUESTION 6

「頑張ってたくさん歩けば歩くほどいい」というのは間違いですか？

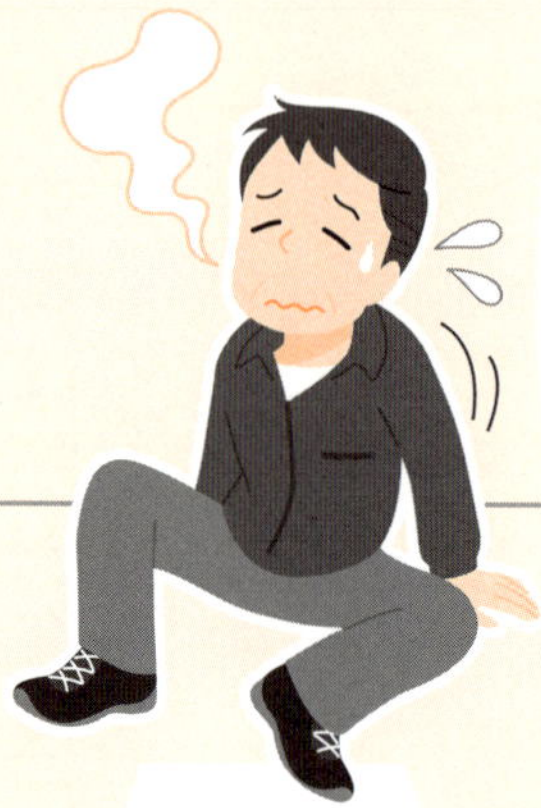

ANSWER

翌日にまで疲れが残ったりひざや足首、足の甲などに痛みが出たりしたら「やりすぎ」のサインです！

健康的な歩数の上限は1日1万〜1万2000歩 ひざ関節は「消耗品」なので無理は禁物

たくさん歩けば歩くほどいい、ということは決してありません。

「歩きすぎ」には、間違いなくデメリットがあります。その筆頭が、**ひざのクッション機能を担っている軟骨や半月板《はんげつばん》のすり減り**です。

軟骨や半月板は血の通っていない組織で、自力では再生しません。車のタイヤと同じように「消耗品」だと考えてください。経年劣化のほか、過度な運動や肥満などで高負荷の状態が長く続くと、消耗が早まります。

では、なぜウォーキングを勧めるのかというと、適度に歩いた場合には、デメリット＝ひざ関節が消耗する割合よりも、メリットのほうが圧倒的に大きいからです。

健康上のメリットが得られる歩数の上限は、諸説ありますが、1日1万〜1万2000歩と考えられています。**歩くことでひざや足に痛みが出たり、翌日にまで疲れが残ったりするのは明らかに「歩きすぎ」**。頑張りすぎは意味がないどころか、逆効果です。

カギは日常の歩行速度にあり！

column

100歳まで元気に暮らせる能力、それは「移動能力」です

人生100年に、もっとも重要な能力とは何でしょうか？

私は「移動能力」だと考えています。生活のなかで、自分の意思で行動内容を選択し、自立してそれを遂行する力です。具体的には、まずは立ち座りがスムーズにできる能力。そしてもう一つが、スムーズに歩行できる能力です。

歳をとると、歩く速度が低下します。歩く速度は、ピッチ（足を運ぶペース）とストライド（歩幅）のかけ算で決まります。意外にも、ピッチは加齢の影響を受けません。実は私たちは、歳をとっても、幼少期とほとんど変わらないペースで歩いています。一方、歳とともに衰えるのがストライド。つまり、高齢になると歩幅が小さくなり、その結果として歩行速度が落ちるのです。

歩幅が狭くなる原因は、大腰筋《だいようきん》の筋力の低下。7秒筋肉体操でこれらの筋肉をしっかり鍛え、日常のウォーキングではできるだけ大きめに歩幅をとって歩くことで、歩行速度を維持しましょう。これで、100歳まで現役で活躍する「健脚」が育ちますよ！

5章

100歳人生を生き切るコツ

人生100年時代、どんなに長生きできても
健康でなければその価値は半減します。
最期まで元気に、自分らしく過ごすために
この章の生活術を、ぜひ実践してください！

食事のコツ

栄養不足は長生きの大敵！肉、魚でタンパク質を摂ろう

プロローグでもお伝えしたように、食事か運動かどちらかではなく、両方を適切な形で実践しないと、寝たきりのリスクを避けることはできません。

食事に関して、いちばん重要なのは**「菜食主義はやめましょう」**ということです。歳をとると食が細くなり、とくに肉や魚などのタンパク質をあまり摂らなくなる人が多いようです。しかし、**タンパク質は体を作る材料**でもあり、とくに、**肉、魚、卵などの動物性タンパク質が筋肉に変わりやすい**ことがわかっています。

タンパク質が不足すれば、サルコペニアや、「フレイル」と呼ばれる心身の活力低下状態を招きます。フレイルは、健常から要介護へ移行する中間の段階で、まずは、ここに至らないことが肝心です。もちろん、野菜も大事です。しかし**〝粗食信仰〟は捨ててください**。パワーのもとになる〝肉食〟は、シニアにこそ必要な習慣なのです。

タンパク質の豊富な食品

＊赤太字はタンパク質量

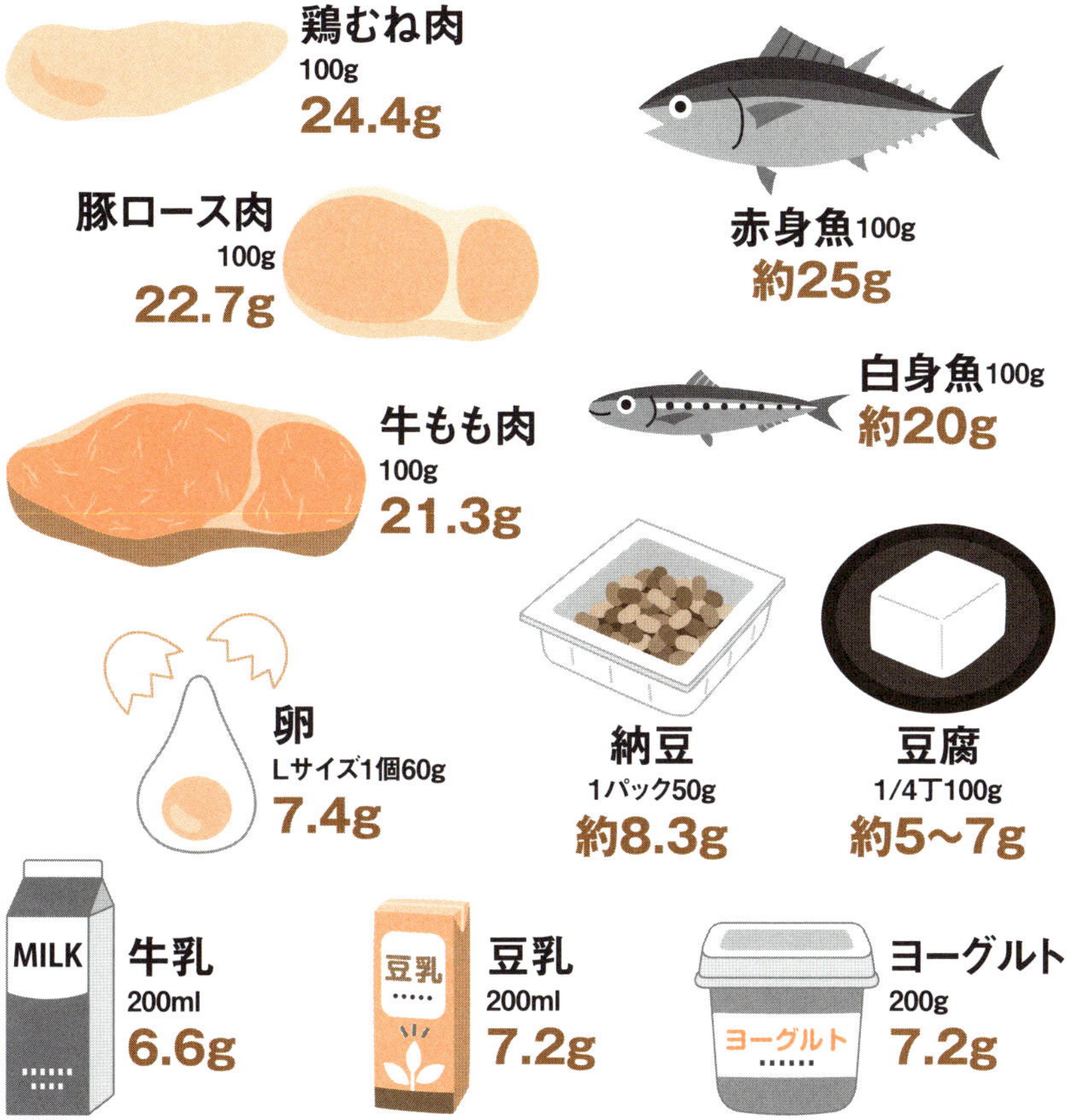

出典：日本食品標準成分表 2015 年版（七訂）
注：魚は分類別の概算値とした

1日の目標摂取量

体重 1kgあたり
タンパク質 1～1.5g

体重60kgの人なら60～90gを何度かに分けて摂る。

食事のコツ

糖質は控えめに！ただし、極端な制限はNG

ごはんやパン、麺類などの主食や、甘いもの、スナック菓子など糖質の多い食品を摂りすぎていると、太るばかりか、血糖値にもよくありません。また、血液検査で中性脂肪値が高い場合、その原因の多くは、糖質やアルコールの摂りすぎです。

とりわけ、サルコペニア肥満（40〜41ページ）の人は、糖質を摂りすぎていないかどうか、食生活の見直しが必要です。心当たりがあれば、ごはん茶碗を小ぶりなものにする、夕食だけは主食抜きにする、おやつを習慣化しないなどの工夫をしましょう。

市販の加工食品にも、意外と糖質が多く含まれています。ちなみに私の場合は、スーパーやコンビニで食べ物を買うときには、**パッケージにある原材料名を見て、最初から3番目までに「砂糖」「糖類」などの表示があるものは避ける**ようにしています。

外食では、カレーライス、麺類、チャーハンなど、糖質以外の栄養素が極端に少ない

注意！糖質の多い食べ物

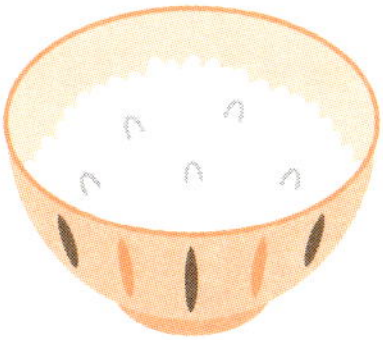

ごはん

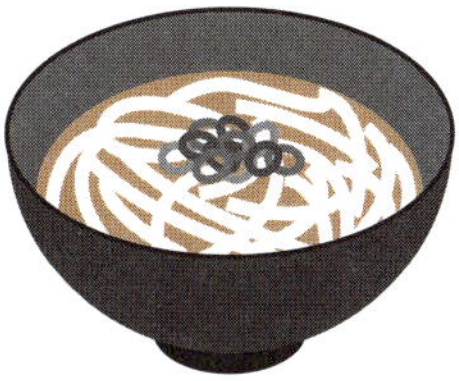

麺類

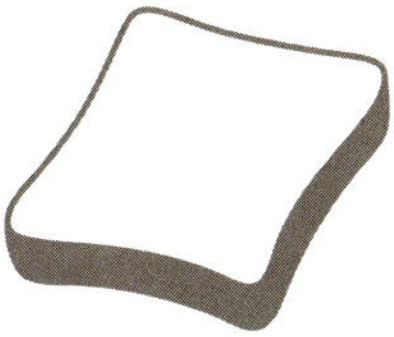

パン

同じ主食でも、白米よりも玄米、うどんよりもそばなど、精製された白い食品よりも茶色い食品を選ぶとよい。食物繊維やミネラルが豊富で、血糖値の上昇をゆるやかにする。

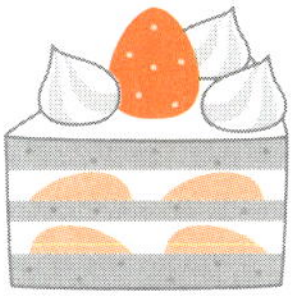

甘いもの

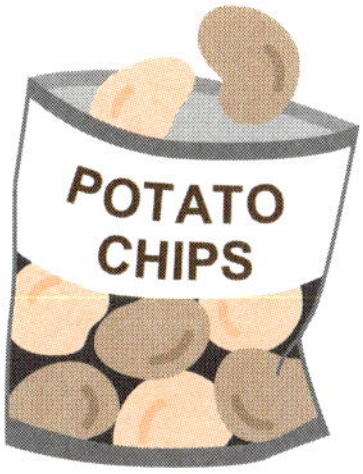

スナック菓子

清涼飲料水

食事内容になりがちです。「ラーメンとライス」「パスタとデザート」といった糖質ダブルパンチのメニューはさらにNG。たまにならよいのですが、肉や魚の定食などのメニューを選ぶ、大盛りやおかわりはやめる、野菜の小鉢やサラダを追加注文するなど、糖質に偏りすぎない食べ方を習慣化してください。

ただし、**糖質を完全にゼロにするような極端なやり方はよくありません**。糖質は、体にとって必要な栄養素でもあります。とくに食が細くなってきたシニアの方は低栄養にならないように、バランスのよい食事を心がけましょう。

暮らしのコツ

転倒や誤嚥性《ごえんせい》肺炎の危険も！ 水分補給はのどが渇く前に

私たちの体に蓄えられている水分量は、成人男性で体重の60％にものぼります。しかし、歳をとるとともに減り、高齢期では20歳代の約50％にまで減少します。**ただでさえ体内の水分量が少なくなっている高齢者では、少し汗をかいただけでもすぐに脱水状態になってしまいます。** 暑い時期に高齢者が熱中症になりやすいのは、そのためです。

体内の水分量が不足すると、血液の粘性が高くなり、血栓《けっせん》ができやすくなって脳卒中や心臓病のリスクが高まります。また、口の中に雑菌が繁殖しやすくなり、誤嚥性肺炎や気管支炎の原因になることも。さらに、めまいや失神を起こして、転倒骨折から要介護に至ってしまう危険もあります。

加齢とともに、のどの渇きを感じにくくなるということも頭に入れておきましょう。

重要な水分補給のタイミング

①運動前と運動後

②入浴前と入浴後

③就寝前と起床時

④お酒を飲んだとき

⑤気温や室温が高いとき

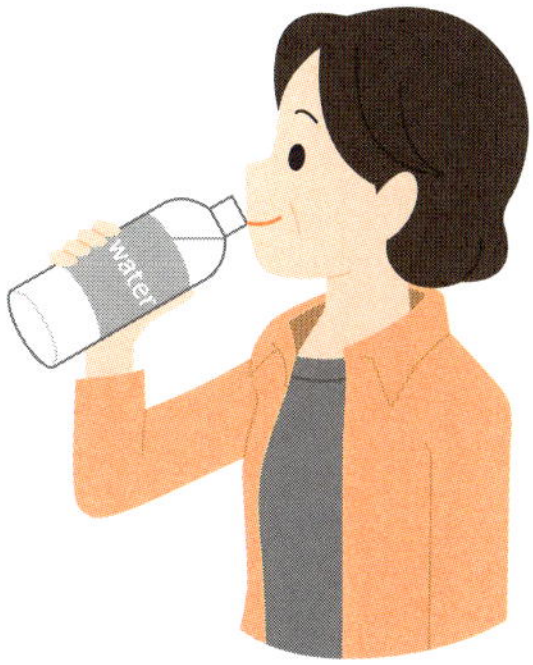

歳をとると感覚機能が低下して、のどの渇きを感じにくくなる。のどが渇いていなくても、100 ～ 200ml ずつ、こまめに水分補給をしよう。

本人が水分不足を自覚していない「隠れ脱水」となり、突然倒れてしまうこともあります。筋肉体操やウォーキングなどの運動の前後、そして日中を通して、**のどが渇く前のこまめな水分補給**を習慣にしてください。

水分補給が大事なのは、気温や湿度が高い夏場だけのことと思われがちですが、空気が乾燥してくる秋から冬場にも注意が必要です。とりわけ、寒い冬は暖房器具の使用によって脱水症を起こすケースも少なくありません。

また、高血圧の薬として利尿剤を飲んでいる人も、体から水分が失われやすいので注意が必要です。

暮らしのコツ

健康習慣を続けるコツはレコーディングと〝見える化〟

体によいとされる生活習慣のうちでも、とりわけ継続が難しいのが運動です。しかし、すでにお伝えしたように、運動は続けなければ意味がありません。

長続きさせるためのコツは、記録すること。運動の成果を計測・記録して〝見える化〟することで、「もっと数字がよくなるように頑張ろう」と、自然とモチベーションがアップするのです。記録を続けることで過去の努力が見渡せますから、途中でやめるのがもったいなくなるというのも利点でしょう。少し前に流行したレコーディング・ダイエットは、まさにそれらの心理を利用した方法です。

私は、レコーディングの〝三種の神器〟として、**「歩数計」「体組成計」「血圧計」**の3アイテムをおすすめしています。もし、どれも持っていなかったら、第一歩として歩数計を入手してください。

レコーディングの三種の神器

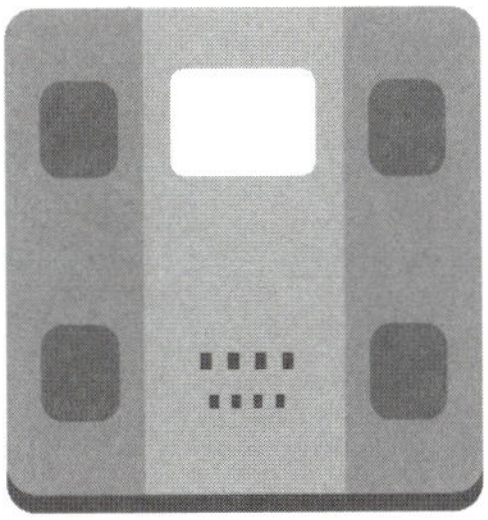

体組成計

単なる「体重計」ではなく、筋肉率や体脂肪率もチェックできるタイプを！

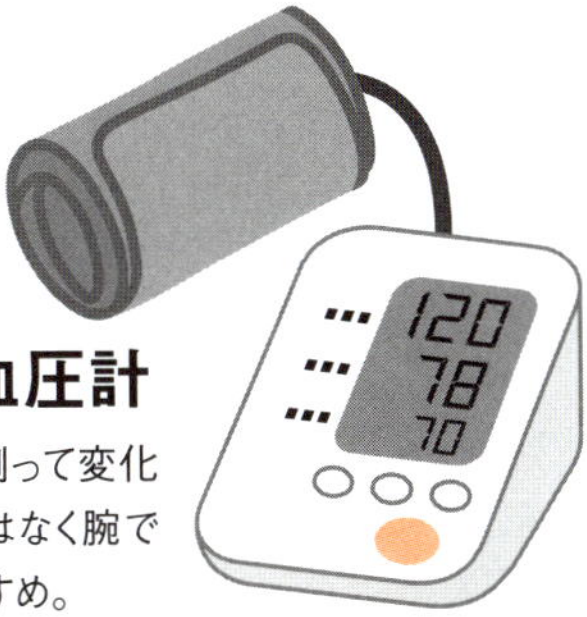

血圧計

血圧も定期的に測って変化を記録。手首ではなく腕で測るタイプがおすすめ。

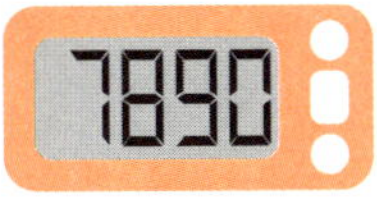

歩数計

日々の歩数を確認するのに欠かせないアイテム。毎日忘れずに身に着けよう。

スマートフォンのアプリでもOK!

1カ月や1年の平均歩数が自動で出るほか、過去の履歴が一覧で見られるなど、体を動かすモチベーションが高まる機能もあって便利。

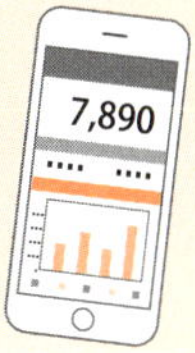

記録データは、スマートフォンのアプリやパソコンで管理したり、専用のノートを作ったりするのもいいですが、あえて、**家族みんなが目にする場所に書き留める**のもおすすめです。

私自身も、リビングのカレンダーに歩数と体重を記録しています。ちょっとサボり気味になると、子どもがやってきて「パパ！　勉強も運動も、継続は力なりじゃなかったっけ？」と言われていました。そういう状況に自分を追い込むのもひとつの手です。家族に宣言したり、仲間と一緒に運動やレコーディングに取り組んだりするのも効果的ですよ。

人生のコツ

究極の脳トレは「外出」心も体も、頭も若返る！

いま、健康長寿のための3つのキーワードが注目されています。まず、**食事**。そして**運動**。そして、あとひとつが**社会参加**です。

社会参加というと難しく聞こえますが、要は「世の中との関わり」、つまり**家の外へ出て、いろいろな人とコミュニケーションをとること**です。

とりわけ男性は、仕事以外で人間関係を築くのが下手な傾向にあるようです。定年退職した後は、外に出る用事もなく、家でゴロゴロとテレビばかり見ている——このように活動量が低下すると、筋力の衰えを加速させるばかりか、脳にも悪影響を及ぼします。筋肉と同じように、ある程度の刺激を与えて負荷をかけなければ、脳だってボケる一方。人間の体は、使わない部位からどんどん廃用《はいよう》（機能が失われたり、萎縮したりすること）が進んでいきます。

人と会うことは最高の健康法

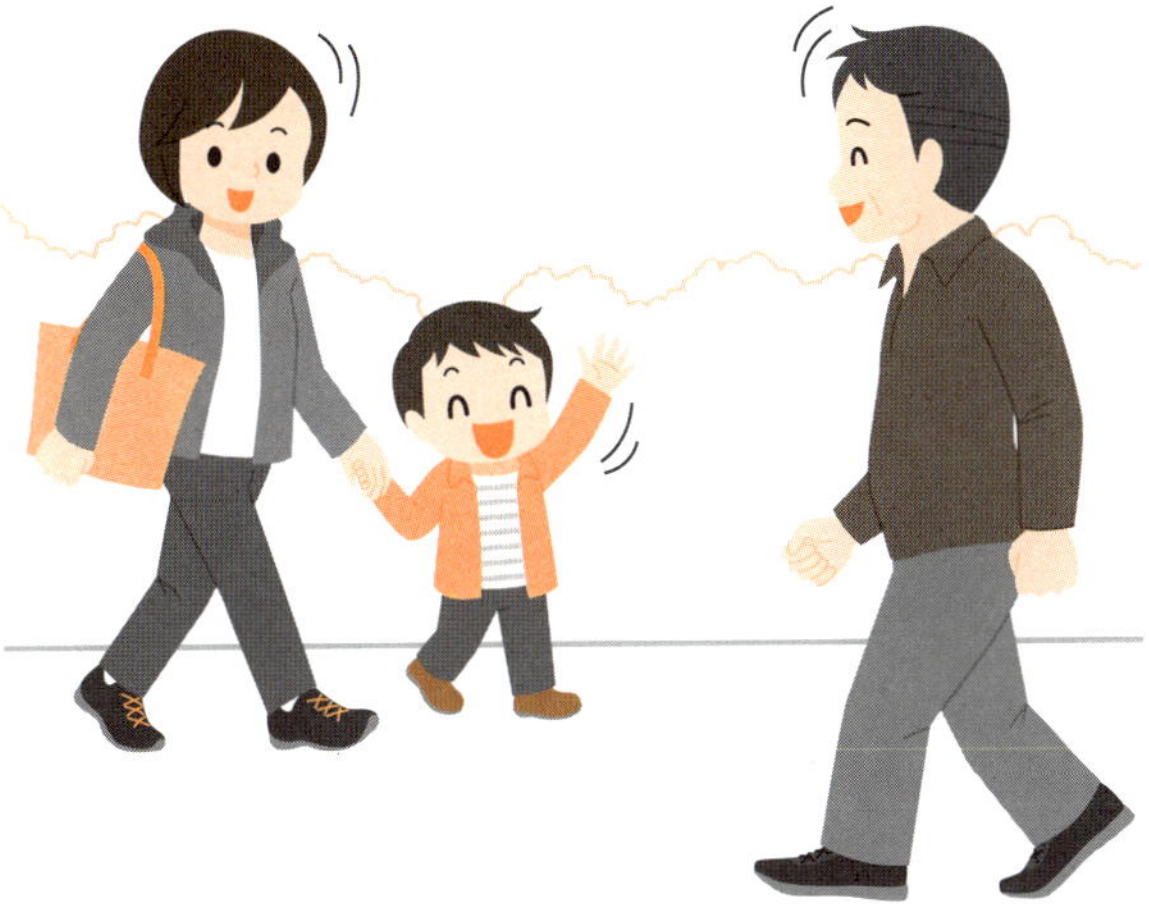

健康長寿の３本柱が、①食事、②運動、そして③社会参加。厚生労働省のデータで、地域や社会と関わり続けることは要介護や寝たきりのリスクを下げることがわかっている。

また、**独居の人ほど介護認定を受けるリスクが高い**という、厚生労働省による長年のデータがあります。これは、一人暮らしだと外に出ず、人と会うことが少なく、社会性が低下しやすいためだと考えられます。

配偶者がいても、二人が同時に天に召される可能性は極めて低い。子どもが巣立った後、夫婦のどちらかが先に死んでしまって独居になるケースは、稀なことではありません。

地域の人たちとの交流、趣味のサークル活動、ボランティア活動や仕事など、家の外にも役割や生きがいを持ち続けることが健康長寿の秘訣。**シニアこそどんどん外出して、社会に居場所を作ることが重要です。**

人生のコツ

100歳までに何をしたい？ この先の人生の目標を作ろう

あなたは、何歳まで生きる予定ですか？

これは、私が講演のときに、たびたび聴衆のみなさんに投げかける質問です。しかし、これにパッと答えられる人はほとんどいません。漠然と「ずっと健康で長生きしたい」と考えてはいるものの、明確なイメージが思い描けていない人がほとんどです。

そこで、みなさんに提案です。**「100歳まで生きて、そのときまでにこれをする！」**という人生の目標を考えてみてください。

私の祖母は、4年前に99歳で人生の幕を閉じました。毎日よく体を動かしていたこともあり、最期まで元気でした。亡くなる前年には、98歳で台湾旅行を楽しみました。現地で年齢を訊かれて98歳だと答えると、みなさんが「あやかりたい」と手を握ってきたと笑顔で話していました。

やりたいことや目標を書き出そう

例／孫の結婚式に出席する！
夫婦でヨーロッパ旅行をする！

これからの人生で実現させたい目標を考えて、実際に書き出してみよう。「死ぬまでにやりたいことのリスト」を作って、達成するごとにチェックしていくのもいい。

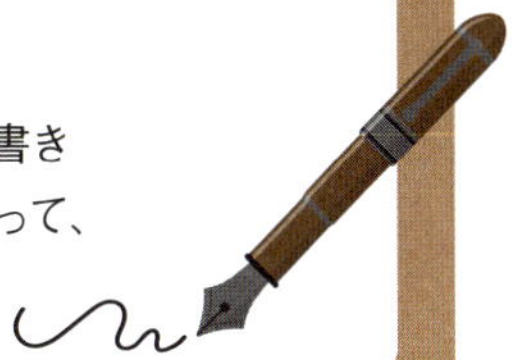

私の目標は、99歳で台湾旅行をして祖母の記録を更新することです。

私たち人間は、「正しいこと」はわかっていても、そのためだけに努力することがなかなかできません。でも、**自分の目標や、やりたいこと、好きなことのためなら頑張れる**。「健康のために生活に気をつける」ではなく、「やりたいことをやるために生活に気をつける」のなら、モチベーションも維持できます。

「この歳になって人生の目標だなんて」と笑って済ませずに、ぜひ、本気で考えてみてください。それが必ず、あなたの健康づくりの土台となります。

あとがき

運動は「運」を「動」かす。体を動かせば、人生が開けます！

私は、**人間にとって、運動は素晴らしい万能薬**だと考えています。

運動の効果は、数え上げればキリがありません。

生活習慣病や動脈硬化を予防・改善し、代謝や心肺機能も向上させます。体力がついて疲れにくい体になり、免疫力もアップ。また、近年の研究により、筋肉を動かすたびにさまざまなホルモン（体を健康に保つために働く物質）の分泌がよくなることもわかってきました。健康的な体型、ハリのある肌など、見た目の若返り効果も抜群です。

肉体だけでなく、脳や心にもいい影響があります。自律神経系を整えて、ストレスや「なんとなく調子が悪い」といった不《ふ》定《てい》愁《しゅう》訴《そ》を解消。さらに、認知症やうつ病のリスクも下がります。また、運動によって記憶力がアップするという研究報告もあります。

これらの多種多様な効果を、薬やサプリメントから得ようとしたら、一体どれだけの量を体内に投入しなければいけないことでしょう。

でも、**日々筋肉体操やウォーキングを続けていれば、これらの効果が一挙に得られます。**

こんなに素晴らしい万能薬は、世界中どこを探してもありません。

もうひとつ、私が個人的に実感している運動の効果があります。

それは、**人の〝運〟を変える**ということ。

運動は「運」を「動」かすと書きます。体を動かせば、体重計の目盛り、病院の検査数値も動きます。病院に通う回数が減れば、その分、人生を楽しむために動く時間が増えます。そうすると停滞している運も動いて、人生がどんどん開けていきます。

「単なるこじつけじゃないか」と思う方もいらっしゃるかもしれません。しかし、実際に私は長年にわたり、**体を動かすことによって人生を動かしていったシニアをたくさん見てきました**。何度でも繰り返しますが、**年齢は関係ありません**。

人生100年時代を自分らしく楽しめるか否かは、まさに**「あなた次第」**なのです。

2019年7月　著者

PROFILE

久野譜也（くの・しんや）

1962年生まれ。筑波大学大学院人間総合科学研究科教授。

筑波大学体育専門学群卒業。同博士課程医学研究科修了。医学博士。

東京大学助手、筑波大学体育科学系講師を経て2011年より現職。2002年、健康増進事業を推進する筑波大学発ベンチャー、(株)つくばウエルネスリサーチを設立。エビデンスに基づいた超高齢社会に対する日本の健康政策の構築を目指し、100以上の自治体と協働し、啓蒙活動に努める。『寝たきり老人になりたくないなら大腰筋を鍛えなさい』など著書多数。

STAFF

装丁：河南祐介（FANTAGRAPH）
本文デザイン：平田治久（NOVO）
撮影（スチール・動画）：岡田ナツ子
ヘアメイク：中村未来（オン・ザ・ストマック）
モデル：岡崎 智（オスカープロモーション）
イラスト：湯沢知子
指導：鶴園卓也（つくばウエルネスリサーチ）
編集協力：五十嵐有希　浅羽 晃
編集：三宅礼子
校正：株式会社 円水社

死ぬまで歩ける！7秒筋肉体操

発行日　2019年7月25日　初版第1刷発行

著　者　久野譜也
発行者　竹間 勉
発　行　株式会社世界文化社
〒102-8187　東京都千代田区九段北4-2-29
電　話　03-3262-5118（編集部）
電　話　03-3262-5115（販売部）
印刷・製本　株式会社リーブルテック

ISBN978-4-418-19413-1